中国科协创新驱动助力工程
中国人工智能学会系列研究报告

中国智慧医疗健康发展报告
2015

孙金立　周　平　编著

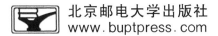北京邮电大学出版社
www.buptpress.com

内 容 简 介

本书梳理了目前智慧医疗健康现状及发展趋势，深入探究了智慧医疗健康面临的问题和挑战，为各大医院、公司、研究机构和人员提供参考指南。书中从智慧医疗健康发展背景为出发点，详细地描述了智慧医疗健康当前情况、国内外智慧医疗企业发展现状和智慧医疗健康产业生态链，并探究了智慧医疗健康当前所面临的挑战，最后展望了智慧医疗健康未来的发展趋势。本书在编写聚集了智慧医疗健康领域众多专定和学者的知识和智慧，在一定程度上反映了我国智慧医疗健康领域学术界和产业界的共识。

本书可作为医学领域、公共健康领域和开发技术人员了解目前智慧医疗健康发展动态的渠道，它适合本领域专家、学者和科研人员作为参考，并可作为相关的医学院校和各大医院的教师、学生和医生的参考用书。

图书在版编目(CIP)数据

中国智慧医疗健康发展报告.2015/孙金立，周平编著. --北京：北京邮电大学出版社，2016.9
ISBN 978-7-5635-4765-4

Ⅰ.①中…　Ⅱ.①孙…　②周…　Ⅲ.①信息技术—应用—医疗卫生服务—研究报告—中国—2015　Ⅳ.①R197-39

中国版本图书馆 CIP 数据核字(2016)第 098773 号

书　　　名：中国智慧医疗健康发展报告 2015
著作责任者：孙金立　周　平　编著
责 任 编 辑：姚　顺　艾莉莎
出 版 发 行：北京邮电大学出版社
社　　　址：北京市海淀区西土城路 10 号（邮编：100876）
发 行 部：电话：010-62282185　传真：010-62283578
E-mail：publish@bupt.edu.cn
经　　　销：各地新华书店
印　　　刷：北京九州迅驰传媒文化有限公司
开　　　本：720 mm×1 000 mm　1/16
印　　　张：11.75
字　　　数：234 千字
版　　　次：2016 年 9 月第 1 版　2016 年 9 月第 1 次印刷

ISBN 978-7-5635-4765-4　　　　　　　　　　　　　　定　价：28.00 元

· 如有印装质量问题请与北京邮电大学出版社发行部联系 ·

编 委 会

目　　录

第1章 智慧医疗健康发展背景

智慧医疗健康是一个发展中的概念,最新的技术(特别是信息技术)和智能产品使医疗这个古老的行业呈现出崭新的面貌,智慧医疗健康是对飞速发展的现实医疗世界的一种最新凝练。

智慧医疗健康可以说是一种新概念,也可以说是一种新理念,更可以说是一种新系统。不同的专家可以从不同的角度凝练定义出具有不同特征的概念、理念或系统结构。报告首先要对智慧医疗健康的概念、理念或系统结构进行探索式研究,为智慧医疗健康的内涵和外延界定出能够尽可能公认的共识。

1.1 智慧医疗健康概念

智慧医疗是一种以全新技术为支撑的全新医疗形态。全新技术在现阶段主要是指物联网、智能化产品、移动技术、遥感技术、云技术、大数据等,本质上是指将传感器、控制器、分析系统、数据中心、智能系统联结起来,将人、物质、信息联结起来,将有线互联与无线互联结合起来,将信息技术与智能技术的前沿最优化地应用于医疗系统中。

智慧医疗健康是全新的以患者为中心的医疗理念,但不是空泛的口号式的理念,而是将个人的健康档案、电子病历最紧密地联结在医疗物联网中,实现最便捷的个人健康数据信息获取、分析、数据挖掘和医疗健康应用,以此为基础制定个性化的个人健康规划和健康医疗方案。在高度共享的医疗物联网中,配置最适合个人的医疗人力资源、设备资源、药物资源和信息资源,实现个人健康的智能化、远程控制、信息化管理。

智慧医疗健康是一种全新的智能化的医疗系统,横向的系统包括医疗物联网系统、医疗云系统、电子健康档案系统、电子病历系统、专家诊疗系统、循证医学支撑系统等。纵向的系统包括智慧医院系统、智慧区域医疗系统、智慧全国医疗系统、智慧全球医疗系统等。以系统使用的对象划分,还可以分为智慧医疗政府应用子系统、智慧医疗患者应用子系统、智慧医疗医护人员应用子系统、智慧医疗相关企业和相关人员应用子系统等。

1.1.1 智慧医疗健康概念的提出

早在 1924 年就有人提出远程医疗(无线医生)的概念,如图 1-1 所示。百度定义"智慧医疗":通过打造健康档案区域医疗信息平台,利用最先进的物联网技术,实现患者与医务人员、医疗机构、医疗设备之间的互动,逐步达到信息化。在不久的将来医疗行业将融入更多人工智慧、传感技术等高科技,使医疗服务走向真正意义的智能化,推动医疗事业的繁荣发展。在中国新医改的大背景下,智慧医疗正在走进寻常百姓的生活。IBM 在智慧的地球中"智慧的医疗"阐述:希望建立电子病历和电子健康档案时强调要结合临床医学,数据收集要直接深入地方医护工作站和一线临床,并且进行全面记录,互操作性至关重要。系统不是孤立的而是相互可以操作,医院和社区之间的电子病历档案不仅是在文档格式层面,而且在语义层面都是可以交换甚至互操作,这里就需要开放的基础架构帮助数据共享。

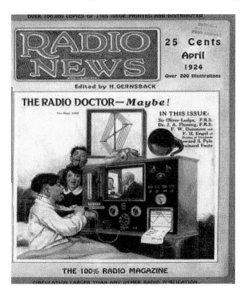

图 1-1　1924 年无线杂志封面

从多年在该领域的研究和理解,定义智慧医疗健康是生命科学和信息技术相互融合的交叉科学,其产业链典型应用技术是现代医学和通信技术的重要组成部分。通过打造电子健康档案区域医疗信息平台,利用物联网相关技术,实现患者与医务人员、医疗机构、医疗设备之间的互动,逐步达到全面信息化。

智慧医疗健康概念的范畴很广,包括业务类概念,如健康管理、区域医疗、卫生服务活动、远程医疗等,也有技术类概念,如电子健康档案、电子病历、数据库元数据集、无线医疗病房等。以下介绍一些主要的智慧医疗健康的具体概念。

(1) 健康管理:是指基于个人健康档案基础上个性化的健康管理服务,其建立在现代医学和信息化管理技术模式上,从社会、心理、环境、营养、运动的角度上对个人提供全面的健康促进服务,帮助、指导、把控、维护人们的自身健康。

(2) 卫生服务活动:是指卫生服务提供者为达到一定目的,针对服务对象所采取的医学干预措施或行动。其中包括在特定一个或单类医疗卫生机构对居民个体提供服务的过程,也包括在各类医疗卫生机构所进行的全程医疗服务行为。

(3) 区域医疗服务:通常是指在完整的医疗卫生体系的行政区划地区(可以是区、县,也可是更大的地级市、直辖市,甚至全国)所开展的跨不同业务平台,互通不同系统之间信息的医疗服务行为。

(4) 健康档案:是指居民健康管理(疾病防治、健康保护、健康促进等)过程的规范、科学记录。以居民个人健康为核心、贯穿整个生命过程、涵盖各种健康相关因素、实现信息多渠道动态收集、满足居民自身需要和健康管理的信息资源。

(5) 电子健康档案:也称电子健康记录,即电子化的健康档案,是关于医疗保健对象健康状况的信息资源库,该信息资源库以计算机可处理的形式存在,并且能够安全地存储和传输,对授权用户可访问。

(6) 病历:是指医疗机构在特定时间,对门诊、住院患者临床诊断治疗过程的系统、规范记录。病历是健康档案的主要信息来源和重要组成部门。但健康档案对病历需求具有目的性和抽象性。

(7) 电子病历:即电子化的病历,是指记录医疗诊治对象健康状况及医疗服务活动记录的信息资源库,该资源库以计算机可处理的形式存在,能够安全地存储和传输,对医院内授权用户可进行访问。

(8) 基于电子健康档案的区域卫生信息平台:以区域内的电子健康档案信息的采集和存储为基础,为区域内各类卫生机构开展医疗卫生服务活动提供支撑的卫生信息平台。该平台主要以服务居民为中心。兼顾卫生管理和辅助决策的需要。

(9) 医疗健康云:基于个人健康记录,由专业医疗卫生和健康服务机构在后端云计算平台进行数据分析、数据挖掘、数据搜索等工作,在云计算平台的支撑下,大量的健康监测数据不需要人工去计算和分析就可以快速转换成实用方便的健康指导信息,并可以随时发送家庭健康终端上,提醒人们应该注意哪些问题。而通过一些健康在线分析工具,还可以了解运动量是否为理想值,从而引导您来调整自己的运动或健身目标。

智慧医疗健康是利用先进的网络、通信、计算机以及数字技术,实现医疗信息的智能化采集、转换、存储、传输和后处理,及各项医疗业务流程的数字化运作,从而实现患者与医务人员、医疗机构、医疗设备之间的互动,逐步达到医疗信息化。智慧医疗不仅仅是数字化医疗设备的简单集合,而是把当代计算机技术、通信及信息处理技术应用于整个医疗过程的一种新型的现代化医疗方式。智慧医疗不但能提高医院及医疗人员的工作效率,减少工作中的差错,还可以通过远程医疗、远程会诊等方式来解决医疗资源区域分配不均等问题。

随着智能技术的不断提高和应用系统的成熟完善,智慧医疗的功能和作用将会被更多的人认可,应用范围也将逐渐扩大。但是医院的信息化系统之间信息资源不能整合、信息不能互联互通等现象依然严重,"十三五"期间,智慧医疗的一个重要发展方向就是互联互通、融合发展。智慧医疗将贯穿公民从出生到死亡的整个生命周期,并覆盖儿童、老人、孕妇和特殊疾病患者等各种人群,适用范围将逐步渗透到传统医疗的各个领域,惠及更多民众。

1.1.2 智慧医疗健康的特性

智慧医疗作为一种新的医疗形态,有着鲜明的独特性,与以往的医疗特性有明显区别。如果将这些独特性提炼出来,主要有以下四点。

(1) 智能化:是智慧医疗的根本特点,智慧医疗这个名字很好地突显了这个特点。以智慧医疗作为医疗新形态的概念凝练名词,说明了新医疗形态非常紧密地与新技术、新系统、新理念智能化地融合在一起。

智能一般是指人的智慧和在智慧指导下的行动能力。智能的内容主要是指人类特有的心理现象,是人的智力活动产生的最神秘的能力。智能的核心内容是思维,人们从通过感觉器官获取原始的信息,通过大脑记忆信息。人脑通过对感觉信息的加工,把感性认识提升到理性认识,努力把握感觉到事物的内部本质联系和规律性,形成了逻辑思维、形象思维、直觉思维、顿悟思维等,智能的过程包括感觉、记忆、回忆、思维、语言、行为,有时也特指分析与综合、比较与分类、抽象与概括、归纳与演绎,以及推理、想象等思维过程。

人工智能建立在人的智能的基础上,利用计算机系统强大的能力,广泛而深入地模拟、优化、拓展、超越人的智能,形成了一系列的理论、方法、技术及应用。在记忆、回忆、计算等环节,人工智能已经远远超越了人的智能。超级计算机打败世界象棋冠军早已不是什么新闻了。人工智能不但能尽量地以与人类相似的方式对外界做出适当反应,还能完成纯粹的人的智能不能完成的工作。机器人在医学中的应用已经带来了医学领域革命式变革。当然机器到底在多大程度上代替医生,还会争论下去。

智慧医疗健康在全局上、系统上和细节上,均加速与人工智能的最新成果相融合。在信息采集方面,最新的信息传感器、采集器日益广泛地应用于医疗的各个环节。在信息存储、检索方面,以电子病历、数据库等为核心的医学数据中心越来深入地融合在医疗行为中。云计算、大数据分析反映了智能化的信息处理能力。专家诊疗系统、循证医学支持系统应用了人工智能的最新成果。患者、医生、医院、医疗系统通过医疗物联网智能化地融合为一体,精准适度医疗成为目标和可能。

(2) 同步性:智慧医疗的基础是医疗物联网,物联网顾名思义就是物物相连,是互联网的最新阶段。以计算机或手机为终端的互联网传递的主要是数字信息。医疗物联网将网络终端定义为任何医疗物品,医疗物联网又是广义的物联网的一部分。物体不但可以是无机体,也可以是有机体的各个层次,如基因、亚细胞、细胞、组织、器官、系统、生命体。全部的物品之间均可以进行信息感知、识别、提取、分析、智能化研究与信息交换。无处不在的传感器、控制器、计算机系统、网络、数据中心、智能分析中心,将人、医疗设备、医生资源个性化和智能化地融合为一体。

射频识别(RFID)、全球定位系统等信息技术与产品在智能化的医学信息识别、定位、处理等环节起到了关键的作用。但现在物联网的内涵有了极大的拓展,不再仅仅指向 RFID 技术支撑的物联网。

智慧医疗在医学物联网的支持下,几乎实现了医疗相关信息的同步传递。以患者为中心,医学物资、诊疗设备、医务人员的最佳配置信息,也几乎同步地呈现在有关人员的视野内。患者可以第一时间做出自己的就诊选择或健康计划选择,医生也可以第一时间采取最合适的医疗措施,患者和医生完全可以实现第一时间的医疗再选择和再配置。其他相关人员也能够在充分实时信息支持的视野内完成各自的职责,整个智慧医疗形态呈现出高度的同步性,本质上也是智能化的一种突出表现。

患者对自身健康数据和相关信息的同步化获取,医院对院内数据和相关信息的同步化获取,国家对全民的健康数据的同步化获取,都会极大地提高医疗和保健水平。在急诊医学的范围内,心脑血管事件、外伤等相当多的病种、伤种的救治水平绝对地依赖于第一时间的救治,同步化处于相当突出的产业链环节。

(3) 协作性:现代的医学已经进入了一个高度协作的复杂系统时代。由于医疗物联网的特性,在前期合理化设计与科学化数据录入、整合的基础上,数据库的分享、整合、转移,医疗档案在局域网医疗、远程医疗终端的无缝连接与嵌入已经相当完备,无论是各科室的协作、同一专科不同医院专家的协作、医生与患者的协作、医生与护士的协作,均提高到一个前所未有的水平,这一切让智慧医疗呈现出高度的协作性。

(4) 控制性:智慧医疗对医疗对象实现的高水平的控制性,对单个患者可以做到全程控制和院后控制,对重大医疗卫生事件,在大数据、云计算、预警系统的支持下,可以快速有效地做出第一时间反应,从而进行有效的控制。对分级医疗、医疗分流等均可以实现科学调控。支持社区医院等基层医院无缝连接到各级中心医院,在出现重大卫生事件、疫情控制等领域,控制性有着十分广阔的应用价值。

文献上还可以看到有作者提到智慧医疗还可以提炼出许多特性,如科学性、创新性等不一一列举。

1.2 智慧医疗健康体系架构

智慧医疗是如何架构的,有不少文献论述,但不容易形成统一的标准。但智慧医疗不能仅仅是概念的变换,本质上是以全新技术为支撑的实实在在的医疗新形态。智慧医疗健康整体架构如图 1-2 所示。

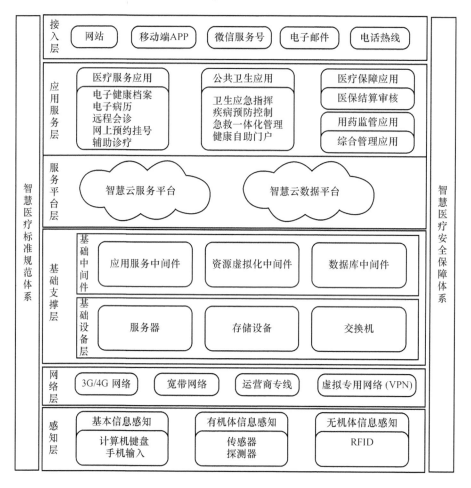

图 1-2　智慧医疗健康整体架构

1.2.1　技术架构总体概述

智慧医疗健康技术整体架构分为以下几个部分。

（1）接入层：接入层主要由智慧医疗访问平台网站构成，通过居民健康自助门户搭建一个以用户为中心的一体化居民健康服务体系，对居民的健康状况、疾病发生发展和康复的全过程实现监测与评估，从而提供健康咨询和自我健康管理等服务。同时还可以通过手机移动端 APP 或微信服务号等方式获取个人电子健康档案/电子病历，实现日常的医疗咨询以及健康和用药提醒等。

（2）应用服务层：应用服务层利用服务平台层的资源向接入层提供应用服务，主要包括医疗服务应用、公共卫生应用、医疗保障应用、用药监督应用和综合管理应用。智慧医疗在医疗服务体系的应用主要包括电子病历共享、远程会诊、网上预约挂号、辅助诊疗等系统。通过这些系统的建立与应用，充分实现医疗机构之间信息点共享和综合利用，进一步缓解看病难、看病贵等问题，降低医疗成本。公共卫生应用针对公共卫生专业机构，通过卫生应急指挥、疾病预防控制、急救一体化管理以及公共居民健康自助门户等系统了解、干预和保护人群健康，进一步提升公共卫生服务水平，全方位实现健康管理与检测。医疗保障应用借助医疗信息系统利用智慧医疗平台获得的诊疗数据，通过医保结算审核系统使用医保审核规则来审核骗保现象，节约资金扩大医保覆盖面，提高医保报销额度等利民政策。用药监管应用在药品采购、使用、归总等环节规范诊疗服务行为，促进合理用药和行业作风的改进。综合管理应用指导医疗机构改革，拟定并组织实施全市医疗技术、重点专科规划、医疗管理制度、技术操作规程和医疗质量标准；负责监督医疗机构的医疗质量和服务质量；负责医疗机构和从业人员的监督管理；协助做好重大突发事件、自然灾害的医疗救护及应急指挥。

（3）服务平台层：服务平台层主要包括智慧云服务平台和智慧云数据中心。智慧云服务平台是医疗行业的一体化平台，以服务的方式完成医疗卫生机构的数据采集、交换、整合，通过提供统一的基础服务实现以"居民健康档案为核心，以电子病历为基础，慢性病防治为重点，决策分析为保证"的智慧云服务，实现医疗机构的互联互通，建立智慧医疗数据中心；智慧云数据中心是在统一的核心数据框架建立的前提之下，基于国家标准进行建设的，能够完成医疗机构相关信息的汇聚整合，支撑居民健康信息的共享。同时，通过对海量医疗数据的挖掘、分析，辅助管理者进行有效决策。

（4）基础支撑层：基础支撑层主要由基础中间件和基础设备层组成。基础中间件提供资源虚拟化中间件、应用服务中间件、数据库中间件。基础设备层主要包括服务器、存储设备、交换机等。

（5）网络层：网络层主要采取 3G/4G 网络、宽带网络、运营商专线以及 Internet 经虚拟专用网络（VPN）接入等四种接入方式。同时，在充分考虑与智慧城市其他领域网络的融合性、共享性和安全性等问题的情况下，实现整个智慧城市网络的传输与统一管理。

（6）感知层：感知层依托于医疗物联网，包含三种类型的信息感知。其中有最基本的计算机键盘或手机输入等文本类型的基本信息感知，有通过各种先进传感器、探测器的有机体信息感知，有利用RFID的无机体信息感知。

（7）智慧医疗标准规范体系：标准规范体系是智慧医疗建设的基础工作，也是进行信息交换与共享的基本前提。在遵循"统一规范、统一代码、统一接口"的原则下进行智慧医疗建设，通过规范的业务梳理和标准化的数据定义，要求系统建设必须严格遵守既定的标准和技术路线，从而实现多部门（单位）、多系统、多技术，以及异构平台环境下的信息互联互通，确保整个系统的成熟性、拓展性和适应性，规避系统建设的风险。

（8）智慧医疗安全保障体系：智慧医疗主要从六个方面建设安全防护体系，包括物理安全、网络安全、主机安全、应用安全、数据安全和安全管理，为智慧医疗卫生系统安全防护提供有力技术支持。通过采用多层次、多方面的技术手段和方法，实现全面的防护、检测、响应等安全保障措施，确保智慧医疗体系整体具备安全防护、监控管理、测试评估、应急响应等能力。

1.2.2 支撑平台层概述

1. 信息感知

感知智慧医疗依托于医疗物联网，网络的最前端结构是信息的感知与获取。物联网物物相连，是互联网的最新阶段。而物联网的最前端结构，就是各种感知器、传感器或键盘类的输入信息设备。如果说物联网是一个神经网络，前端的各种设备和传感器就是触角。

计算机键盘或手机输入，仍然是基础医疗信息的重要输入方式。智慧医疗的基本信息库，仍然是以文字和代码系统构成的文献系统，文献是载有信息的载体，对基础文献的基本要求就是文献的知识内容可被阅读、可被理解。

医疗物联网上获取的是数字信息。物联网前端物体可以是无机体。在无机体上射频识别技术RFID有着非常广泛的应用。RFID（Radio Frequency Identification）可通过无线信号识别特定目标并提取相关数据，并且可以是非物理接触。RFID读写器有移动式的，也有固定式的。

腕式RFID可对医务人员、患者进行定位，可持续追踪，与门禁功能相结合，可保证医院重要区域的准入或禁入。患者可紧急呼叫医务人员，医务人员可对患者实施动态监控。这些只是几个应用案例，RFID在此承担着物联网感觉传导最前端的结构。

有机体的各个层次如基因、亚细胞、细胞、组织、器官、系统、生命体等，均可被特定的传感器、探测器进行信息感知，将数据传输到物联网中。这里有大显身手的纳米机器人、批量测定的基因测序仪等。

医疗物联网的前端可采用的手段越来越多,在这个名单中,摄像头、芯片、自动分析仪、自动记录仪,海量的数据被感知、记录、传导进入医疗物联网中。

2. 网络通信

医疗物联网要求有最先进的网络建设。网络通信是智慧医疗的神经系统,是贯穿智慧医疗各个要素的纽带。网络不通,万事皆休。网络通信主要依托国家的信息化基础建设。

"科普中国"百科科学词条编写与应用工作项目审核的关于网络通信的定义是:网络是用物理链路将各个孤立的工作站或主机相连在一起,组成数据链路,从而达到资源共享和通信的目的。通信是人与人之间通过某种媒体进行的信息交流与传递。网络通信是通过网络将各个孤立的设备进行连接,通过信息交换实现人与人、人与计算机、计算机与计算机之间的通信。

中国互联网信息中心(CNNIC)是发布互联网应用的权威机构,智慧医疗的网络应用融合于全民网络应用中。

2016 年 1 月 22 日,CNNIC 发布了第 37 次《中国互联网络发展状况统计报告》。截至 2015 年 12 月,中国网民规模达 6.88 亿,互联网普及率达到 50.3%,半数中国人已接入互联网。同时,移动互联网塑造了全新的社会生活形态,"互联网＋"行动计划不断助力企业发展,互联网对于整体社会的影响已进入到新的阶段。2015 年新增网民 3 951 万人,增长率为 6.1%,较 2014 年提升 1.1 个百分点,网民规模增速有所提升。

网民的上网设备正在向手机端集中,手机成为拉动网民规模增长的主要因素。截至 2015 年 12 月,我国手机网民规模达 6.20 亿,有 90.1% 的网民通过手机上网。只使用手机上网的网民达到 1.27 亿人,占整体网民规模的 18.5%。

中国国家顶级域名".CN"总数为 1 636 万,年增长为 47.6%,占中国域名总数的 52.8%,".CN"域名已超过德国国家顶级域名".DE",成为全球注册保有量第一的国家和地区顶级域名。

同时,为满足活跃的国际互联网交流需求,2015 年年度国际出口带宽创新高。截至 2015 年 12 月,中国国际出口带宽为 5 392 116 Mbit/s,年增长 30.9%,标志着中国国际通信网络能力的显著提升。

随着政府和企业大力开展"智慧城市"与"无线城市"建设,公共区域无线网络迅速普及。手机、平板电脑、智能电视带动家庭无线网络使用,网民通过 Wi-Fi 无线网络接入互联网的比例高达 91.8%,较 2015 年 6 月增长了 8.6%。目前,Wi-Fi 无线网络已成为网民在固定场所下接入互联网的首选方式。

网络环境的逐步完善和手机上网的迅速普及,使得移动互联网应用的需求不断被激发。2015 年,基础应用、商务交易、网络金融、网络娱乐、公共服务等个人应用发展日益丰富。其中,手机网上支付增长尤为迅速。截至 2015 年 12 月,手机网上支付用户规模达到 3.58 亿,增长率为 64.5%,网民使用手机网上支付的比例由 2014 年年底的 39.0% 提升至 57.7%。

此外,网民数量的激增和旺盛的市场需求推动了互联网领域更广泛的应用发展热潮。2015 年,1.10 亿网民通过互联网实现在线教育,1.52 亿网民使用网络医疗,9 664 万人使用网络预约出租车,网络预约专车人数已达 2 165 万。互联网的普惠、便捷、共享特性,已经渗透到公共服务领域,也为加快提升公共服务水平、有效促进民生改善与社会和谐提供了有力保障。

中国企业的日常运营越来越离不开互联网。截至 2015 年 12 月,中国企业计算机使用比例、互联网使用比例与固定宽带接入比例,同比分别上升了 4.8%、10.3% 和 8.9%,达到 95.2%、89.0% 和 86.3%。中国网站总数为 423 万个,较 2014 年增长了 88 万个,年增长率达到 26.3%。同时,中国网页数量首次突破 2 000 亿。中国企业越来越广泛地使用互联网工具开展交流沟通、信息获取与发布、内部管理等方面的工作,为企业“互联网＋”应用奠定了良好基础。

互联网不再是单一的辅助工具,企业开始将“互联网＋”行动计划纳入企业战略规划的重要组成部分,这突出表现在企业对互联网专业人才的重视、开展网上销售和采购业务,以及运用移动端进行企业营销推广等。

截至 2015 年 12 月,34.0% 的企业在基层设置了互联网专职岗位,24.4% 的企业设置了互联网相关专职团队,13.0% 的企业由决策层主导互联网规划工作。受中国网络零售市场快速发展的带动,企业开展网上销售、采购业务的比例均超过 30%,销售规模增长迅速。随着网络移动端的广泛使用,移动营销成为企业推广的重要渠道。在开展过移动营销的企业中,微信营销推广使用率达 75.3%,成为最受企业欢迎的移动营销推广方式。

2015 年 12 月 14 日,工业和信息化部印发了关于贯彻落实《国务院关于积极推进“互联网＋”行动的指导意见》行动计划(2015—2018 年)的通知。通知的精神可以作为智慧医疗网络通信建设的指南性文献。其中,与智慧医疗相关的主要内容如下。

2018 年,宽带、融合、泛在、安全的下一代国家信息基础设施基本建成,全面提升对“互联网＋”的支撑能力。到 2018 年,建成一批全光纤网络城市,4G 网络全面覆盖城市和乡村,80% 以上的行政村实现光纤到村,直辖市、省会主要城市宽带用户平均接入速率达到 30 Mbit/s。

推进全光纤网络城市和“宽带中国”示范城市建设。加快 4G 网络建设发展,加大 5G 研发力度。实施以宽带为重点内容的电信普遍服务补偿机制,加快农村宽带基础设施建设,缩小数字鸿沟。推进电信基础设施共建共享、互联互通,引导云计算数据中心优化布局,推动数据中心向规模化、集约化、绿色化发展。优化升级互联网架构,推进互联网基础资源科学规划和合理配置。开展以 5G 为重点的国际移动通信(IMT)频率规划研究,以及智能交通频谱规划研究和技术试验。引导互联网企业优化网站设计、加大带宽配置,实现互联网信源高速接入,提升网站服务能力。

加快基于 IPv6、以太网、泛在无线、软件定义网络(SDN)、5G 及云计算、大数据等新型技术的互联网部署。在无线应用、标识解析、以太网、IPv6 应用等领域开展应用示范。

3. 数据库系统

显然,在智慧医疗的体系中,数据库、知识库系统指导着医疗的行为。智慧医疗不是经验性医疗,医生和病人都需要经常性地查找数据库、知识库,智能化的医疗行为同样要以大量可靠的数据与标准化模型为依托,形成反馈链条,进行不间断地矫正,才能达到预期的效果。

(1) 电子健康档案与电子病历

电子健康档案与电子病例是智慧医疗中以患者为中心的最基础的数据库。但是使用个人的电子健康档案和电子病历,由于隐私权等法律权利的问题,设置了较高的安全门槛,对最有价值的实时更新的个人健康数据,除了本人和本人授予权利的医生等少数人外,并不能任意地将数据对医疗物联网全面公开。

纳入智慧医疗范畴的医疗系统,基本上都实现了不同程度的卫生信息化,电子健康档案与电子病历成为信息系统的重要组成部分。

由此可见,以电子健康档案和电子病历为核心的各类型的数据库紧密地与智慧医疗伴生并发展。虽然有些数据不能向全社会公开,但是智慧医疗的第一块基石就在于此。

(2) 智慧医疗相关的综合信息平台

在智慧医学的信息需求中,综合性的各种类型的信息需求是广泛存在的。将现有的能够提供综合性信息的平台纳入智慧医疗系统是不言而喻的。

① 中华人民共和国国家卫生和计划生育委员会,是中国智慧医学的政府领导部门。官方网站 http://www.nhfpc.gov.cn。网站除了新闻性信息、专题性信息等各类信息外,最值得重视的是法律、法规性信息。

② 世界卫生组织,是联合国系统内卫生问题的指导和协调机构。它负责拟定全球卫生研究议程,制定规范和标准,向各国提供技术支持,以及监测和评估卫生趋势。网站 http://www.who.int/zh/。

③ 其他重要的综合性卫生信息平台如下。

北京大学医学图书馆 http://library.bjmu.edu.cn/。

中国医学科学院、北京协和医学院医学信息研究所和图书馆 http://www.imicams.ac.cn/。

美国国立卫生研究院 http://www.nih.gov/。

美国国立医学图书馆 http://www.nlm.nih.gov/。

美国食品药品监督管理局 http://www.fda.gov/。

中华医学会 http://www.cma.org.cn/。

中国公共健康网 http://www.chealth.org.cn/。

国家新型农村合作医疗卫生服务平台 http://114.255.123.104/。

全国医疗信息化联盟 http://chisc.net/。

(3) 公用数据库

公用数据库与电子健康档案、电子病历不同,如果购买了使用权,数据库对任何合法的用户开放,没有隐私权等法律的限制。有的重要数据库甚至还免费对公众开放。

公共数据库是智慧医疗不可或缺的重要一环,无论是医护人员还是公众,都应该掌握最重要的公共数据库,数据库中海量的数据是支撑智慧医学的主要支柱。

① 中国生物医学文献数据库

如果检索中文生物医学文献,该数据库是首选数据库。任何从事智慧医学的工作者均应熟练掌握。普通公众如果能有条件使用该数据库,也会极大地提高健康认识水平。

系统由中国医学科学院医学信息研究所和图书馆开发研制。其涵盖资源丰富,能全面、快速反映国内生物医学领域研究的新进展;也包含一部分国外文献,功能强大,是集检索、开放获取、个性化定题服务、全文传递服务于一体的生物医学中外文整合文献服务系统。

数据库截止到 2016 年 1 月的最新数据为收录题录文献 9 192 874 篇 ,引文 5 226 052篇,回溯到 1978 年,年增量为 50 余万篇。

② PubMed

PubMed 被认为是检索外文文献首选数据库,是每个智慧医疗工作者必须掌握的重要工具。在现阶段和未来的一段时间内,这个数据库的重要性要高于中国生物医学文献数据库,居第一位。主要原因在于,最重要的原创性医学发现与发明,主要是以外文发表的。

数据库包含超过 2 500 万篇文献,主要来源于 MEDLINE 的生物医学文献。有很高比例的广泛的全文链接,通过链接指引到全文数据库、发表出版商网站,以便进一步地查找到全文。PubMed Central 还提供免费的全文。

文献内容包括生物学、医学、药学、健康科学各领域,包括生命科学、部分行为科学、化学科学、生物工程。PubMed 还提供生物技术信息中心采集的分子生物学资源的链接。因此检索该数据库,可以深入地查到核酸与蛋白质序列信息、基因组图谱数据、3D 生物大分子(主要是蛋白质的构象)、孟德尔遗传数据库信息、生物分类信息等。

PubMed 是一个免费的资源，由位于美国国家医学图书馆内的生物技术信息中心开发，主管机构是美国国家卫生研究院。

③ 其他数据库

上述两个公共数据库无疑是最重要的智慧医学公共数据库，但公共数据库的种类和数量在飞速增长中，对其他数据库仅简介若干。全部的公共数据库是智慧医疗的重要组成部分。

全文数据库：上述两个重要的公共数据库主要是文摘式数据库，因而需要全文时，中文要检索《中国期刊网全文数据库》《维普中文科技期刊数据库》和《万方数据库资源系统数字化期刊》，外文全文数据库 Science Direct、Springer link、ProQuest 较为常用。

循证医学数据库：循证医学文献在智慧医疗中具有不可替代的地位，越来越受相关人员的重视。利用 Embase 可以检索循证医学文献，数据库设计的检索项目提供了循证医学检索的主要检索样式。要特别重视考克兰图书馆（The Cochrane Library），该图书馆汇集了最重要的循证医学研究性文献，是这一领域的黄金标准。Cochrane Reviews 质量很高，结果可靠，享誉国际。智慧医疗从业者要充分掌握这个工具。

SCI 的科研评价和科研引领作用受到智慧医疗相关人员的充分重视，SCI 论文及其影响因子的高低成为评价科研人员科研水平的高等级标准。这种评价认为某一篇科研文献被引用的次数越多，获得的评分值就越高，相对的科学价值就越大。这个标准虽然也有一定的局限，但在智慧医学领域还无法替代。因而检索并阅读 SCI 文献，被认为是掌握高质量医学文献的重要方法。发表 SCI 论文，是形成重要医学科研成果的重要形式。

综上所述，智慧医疗的知识库、数据库系统就是由个人健康档案数据库、电子病历数据库、重要智慧医学相关网站发布的相关数据库和相关信息、公共医学数据库共同组成。

1.2.3　应用平台层概述

智慧医疗以物联网为基础，但也需要将最新的信息技术与智能技术应用到医疗物联网中，才能实现高效的智慧医疗。

（1）信息物理系统

信息物理系统（CPS，Cyber-Physical Systems）是一个将网络、物理控制通过多维复杂计算融合在一起的智能化系统。其中 3C（Computing、Communication、Control）是三个关键性环节。

智慧医疗物联网需要精准地应用这种技术，实现生物医学技术与环境、网络的有机融合，实时感知医疗物联网状态，动态控制智慧医疗的运作，提供精准医疗智能服务。CPS 在智慧医疗领域有重要而广泛的应用前景。

作为最新的智能系统,CPS 设计了便捷的人机交互接口,在智慧医疗的实现过程中,实时地和医疗进程交换数据,达到远程而智能化地操控医疗动作实体的目的。

在智慧医疗领域,信息物理系统需要渗透到生命体各层级和医疗全过程的环境感知,需要智能化、嵌入式的复杂计算,需要最前沿的网络通信和网络控制。

美国国家科学基金会认为,CPS 将让整个世界互联起来。如同互联网改变了人与人的互动一样,CPS 将会改变我们与物理世界的互动。

(2) 智能硬件与机器人

智能穿戴服、智能头盔智能机器人等新型智能硬件产品会加速涌现。国家的政策是持续推进国家智慧家庭应用示范基地创建。开展智能园区试点示范,培育一批智能园区。智慧医疗与智能硬件的结合也会越来越紧密。

机器人在医学中的应用已经不是罕见的单篇报道,2015 年机器人出现在"中国生物医学文献数据库"题目中的文献就有 122 篇,外文文献更多。涉及的医学领域非常广泛,如达芬奇手术机器人在肝胆外科中的应用、康复中心康复机器人利用现状与对策研究、香港达芬奇机器人手术护士培训课程介绍、下肢康复机器人对脑卒中偏瘫患者下肢功能修复的影响、并联式踝关节康复机器人研究、运用餐桌原理创建机器人手术系统无菌屏障、机器人辅助腹腔镜下根治性前列腺切除术的应用现状、达芬奇机器人辅助妇科手术的临床分析、外骨骼机器人的研究现状及发展趋势、机器人在胰十二指肠切除术的应用与展望,等等。

智能化机器人集中体现了人工智能科学与医学的互相交叉形成的成果,直接面对了医学的疾病施治。在机器人参与的医疗过程中,深刻地反映了信息采集、物体控制、智能处理、网络互联等智慧医疗的显著特性。

(3) 个性化定制

3D 打印等一批新技术,使得基于网络、数据驱动的线下资源线上配置的新型医疗生产方式得以实现。人体组织、器官、医疗设备均可与具体的人相匹配。

3D 打印在医学上的应用非常之广,我们可以看到,3D 打印技术在矫形鞋垫中的应用进展、3D 打印技术协助手术切除肺部磨玻璃样结节、3D 打印技术指导下采用动脉导管未闭封堵器、3D 打印技术助力复杂骨折治疗、3D 打印技术制备个体化终板匹配颈椎间融合器、3D 打印技术在颅颌面畸形整形修复中的应用、3D 打印技术辅助复杂主动脉夹层腔内治疗、3D 打印骨组织工程支架、3D 打印手术导板引导骶髂螺钉置入,等等。

个性化定制是智慧医疗条件下才能实现的医学变革,在智慧医疗的特性支持下,每个个体的生命被置于到医疗物联网的中心位置。

（4）云技术系统

云技术的基础是"云计算"（Cloud Computing），这个名词借用了"电子云"（Electron Cloud）说明计算的无限性。电子云现象是指电子围绕原子核运动，形态像天上的云朵一样，而电子本身的运动不能用简单的计算描述，无规律可循，是弥漫性的存在，是概率分布性的、量子力学式的运动。

云技术在智慧医疗中的虚拟现实、分布式海量数据存储、智能化管理中有着广泛的应用。

在智慧医疗中云技术应用可促使相关的智能系统智能化方案形成能力显著提升，会大大促进产业链典型应用技术的研发，夯实标准体系、参考模型、功能架构、数据和数据链等产业链环节的基础。

（5）大数据处理技术

大数据一般指单个数据库、单个计算机、单个系统和常规方法无法处理的海量数据，需要大规模并行数据挖掘、数据处理、数据存储、数据传送、数据发布、数据共享的分布式智能系统，云计算、超级计算在大数据时代扮演着不可或缺的角色。

智慧医疗涉及海量的数据，如医疗影像、医疗视频、医疗声频、生物信息、3D影像、现实模拟、物理仿真、人机交互系统等。

需要把握智能控制、系统自治等产业链环节，开展围绕大数据的产业链典型应用技术、网络、平台、应用环境的兼容适配、互联互通和互操作等方向，建立智慧医疗的大数据应用模式。

（6）智慧医疗智能化信息集成技术

要将最新的可应用于智慧医疗的技术集成为一体化系统，这些新技术包括高性能计算、大数据海量存储系统、网络通信、安全防护、传感器、传感互联、智能终端、机器人、可穿戴设备、集成电路、高端通用芯片、芯片应用、平板显示、软件和信息服务、可编程控制系统（PLC）、动态控制计算机、自组网、智慧医疗手机软件、医疗仿真、管理-控制-服务一体化技术、人机交互、自然语言处理、智能音响-影像应用、智能决策、智能无人系统。

"云计算＋大数据"是智慧医疗智能运行的综合支撑能力着力点。

（7）用户端服务技术

智慧医疗的服务对象是全体公民，因此要高度重视用户端服务技术。患者作为中心环节是一种理念，而不是一个口号。

用户端目前能够联入智慧医疗物联网的服务平台主要有主题论坛、贴吧、电子邮件组、公告板、RSS阅读器、云推送器、QQ群、微博、博客、定制的数字报刊、公众号、便捷式信息采集器与显示器等。

需要特别关注的是微信，最近的几年微信处于越来越强势的霸主地位。随着越来越多的人群被拉入朋友圈，智慧医疗必然要更加紧密地与微信联结在一起。

微信不仅有朋友圈、群聊、私聊这样的大利器,还成为智慧医学资讯传播的热闹平台。成千上万的智慧医学微信公众号,传播着大量生物医学内容,健康类微信订阅越来越普及,成为智慧医学知识内容传播给大众的主要来源。随着微信用户通过微信获取信息的习惯加强,其他媒体的边缘化压力越来越大,微信平台更加骄傲地站立在互联网+时代中。

微信的智能化进程在加快,这样就更加容易融合在智慧医疗领域中。微信涉及的智能化环节有机器学习、云计算、大数据、自然语言处理、传感器、传感互联、智能图像分析、智能终端、集成电路、医疗仿真、语音识别、管理-控制-服务一体化技术、人机交互、智能决策、智能无人系统。

1.3　智慧医疗对传统医疗提出挑战

智慧医疗是一个发展的过程,一个发展的方向。但发展的不平衡是规律性存在的,传统医学不可能一下子同步地进入智慧医学。

智慧医学的智能化特点挑战的是传统医学中经验为主,缺少医学证据的弱点。同步性挑战的是传统医学从接诊开始,每一个医疗环节都有时间迟滞的弱点。协作性挑战的是传统医学在缺少网络支撑条件下协作性弱的特点,没有网络支撑的远程会诊几乎不可能。控制性挑战的是传统医学全医疗过程不容易实现医疗状态精准控制的弱点。

智慧医疗对传统医疗的挑战是全方位的。但传统医疗医生的主体地位强,如果医生的水平高,会在一定程度上克服上述弱点。而智慧医疗也要克服唯"机器"是听的倾向,充分发挥人的主观能动性。

1.3.1　智慧医疗健康的优势

与传统医疗相比,智慧医疗健康具有以下优势。

(1)互联协作:将患者、医护人员、医疗服务提供商、保险公司等以无缝协同的方式智能互联,实现信息共享,经授权的医生能够随时查阅患者的病历、病史、治疗措施和保险细则,患者也可以自助选择更换医生或医院等。

(2)预防高效:能够实时感知、处理和分析重大的医疗事件,全程跟踪患者就诊情况,从而快速、有效地做出响应,提高效率。

(3)合理分配:支持乡镇医院和社区医院无缝地连接到中心医院,以便可以实时地获取专家建议、安排转诊和接受培训,实现医疗资源的优势互补以及合理分配。

(4)安全可靠:从业医生能够搜索、分析和引用大量科学证据来支持他们的诊断,同时根据患者病理特征对医护人员的系统操作进行全流程实时审核,减少医疗差错及医疗事故的发生,使整个治疗过程安全可靠。

（5）创新提高:资源和信息的共享,有利于医生提升知识和过程处理能力,进一步推动临床创新和研究。

工业和信息化部发布《物联网"十二五"发展规划》中要求在包括智慧医疗等九个重点领域中开展示范应用,探索应用模式,积累应用部署和推广的经验和方法,形成一系列成熟的可复制推广的应用模板,为物联网应用在全社会、全行业的规模化推广做准备。经济领域应用示范以行业主管部门或典型大企业为主导,民生领域应用示范以地方政府为主导,联合物联网产业链典型应用技术、关键产业和重要标准机构共同参与,形成优秀解决方案并进行部署、改进、完善,最终形成示范应用牵引产业发展的良好态势。

其中智慧医疗领域的应用包括:药品流通和医院管理,以人体生理和医学参数采集及分析为切入点,面向家庭和社区开展远程医疗服务。

物联网时代下的智慧医疗核心是通过透彻的感应和度量,实现全面互联互通的信息化医疗系统,所产生的医疗数据通过整个医疗网络资源联系,通过进一步的处理,使病人可以随时掌握自己的健康状况,而医生也可以因此提升诊断的准确性,提升整个医疗生态圈的和谐水平。

医疗研究人员通过系统获得大量准确和珍贵的医疗信息,获得大量高质量的有效案例,不但可以及时对大规模的疾病爆发作出准确的预测,更能够推进国家医疗行业的发展;医院管理系统在"智慧化"后可以使管理变得更有效,药物供应商也能因此实现及时和准确的药品配送而节省大量成本,保险公司更可因为对患者情况的有效跟踪而提升服务质量。"智慧化"医疗体系将社区服务中心、疾病防控专家、二三级医院、基本药物配送物流以及医保报销部门之间的协作成为可能,还可以及早预防重大疾病的发生,并实时地实施快速有效的响应。

1.3.2　智慧医疗健康技术特征

智慧医疗具有普及性的特点。当整个系统都可以得到革命性的转型时,高效、高质量和可负担的智慧医疗将可以解决现在城乡医疗资源不平衡以及大医院的拥挤情况,政府也可以付出更少的成本去提高对于医疗行业的监督,从而提高了国民的生活质量和整个社会的和谐氛围。

智慧医疗还具有可以激发创新的特性。当站在医疗最前线的研究人员或者医疗专家希望可以针对某些病例或者某种病症进行专题研究,智慧医疗的信息平台可以为他们提供数据支持和技术分析,推进医疗技术和临床研究,激发更多医疗领域内的创新发展。

智慧医疗还具有可靠的特性。在允许医疗从业人员研究分析和参考大量科技信息去支撑诊断的同时,也保证了这些庞大的个人信息资料被安全地保护和存储,严格控制到只有被授权的专业医疗人员才能使用。

随着智能技术的不断提高和应用系统的成熟完善,智慧医疗的功能和作用将会被更多的人认可,应用范围也将逐渐扩大。但是,目前医院的信息化系统之间信息资源不能整合、信息不能互联互通等现象依然严重,"十三五"期间,智慧医疗的一个重要发展方向就是互联互通、融合发展。智慧医疗将贯穿公民从出生到死亡的整个生命周期,并覆盖儿童、老人、孕妇和特殊疾病患者等多种多类人群,适用范围将逐步渗透到传统医疗的各个领域,惠及更多公众。

第2章 智慧医疗健康当前情况

智慧医疗是正在发展中的医疗新形态,判断某个民众或医疗机构是否进入了智慧医疗范畴,由于缺乏明确可操作的标准,并不是一件容易的事。我们可以进行如下的假设,如果一个医院在互联网上设有网站,其主页并不是仅有一般的简介信息,而是具有网络挂号、电子病历、远程会诊等具有智慧医疗行为特征的功能栏目,就大致可以判定这个医院进入了智慧医疗范畴。

对某个体而言,在互联网已经高度普及的今天,个人通过网络获得一些健康知识,或在某个医疗机构通过互联网进行医疗费用的支付,这些行为还不能说明这个人纳入了智慧医疗的范畴。只有其本人确定地纳入了某个智慧家庭、智慧健康的体系,能够稳定地、持续地从智慧医疗体系中获得健康帮助,这个体才可以被认为是进入了智慧医疗范畴。

以下有相当多的文献调研和互联网调研内容,综合各种调研的资料信息,中国智慧医疗的划界可定在县级医院。县以下的卫生机构基本上不具备智慧医疗的主要特征。

2.1 国内医院智慧医疗现状分析

在缺少国家权威部门智慧医疗统计数字的情况下,对不同层次的医院进行抽样式文献调研和抽样式的互联网访问调研,来据此推测一下我国智慧医疗的发展现状,虽然不是精确的方法,但却是进行后续研究的第一步,应该有一定的参考价值。

中国智慧医疗的发展最前端,是中国能够进入前十的大医院所呈献出来的大智慧医疗状态,十大医院的智慧医疗特征,在很大程度上能够代表中国的智慧医疗发展状态。

2.1.1 科技影响力十大医院(2015)

(1) 十大医院的评选

中国医学科学院医学信息研究所作为国家级医学信息研究中心,利用丰富的信息资源和科学的评价工具,发挥多学科研究团队的优势,开展了中国医院科技影响力评价研究,形成了 2015 中国医院科技影响力排行名单,前十位可以称之为中国科技影响力十大医院。

中国医学科学院医学信息研究所希望通过持续跟踪医院重要的科技活动及其进展,深入分析反映医院科技影响力的相关要素,构建合理的评价指标体系,开展系统、客观、综合的医院科技影响力评价研究,促进医学科技成果向临床应用转化,为提高医疗质量水平提供更有力的科技支撑。

对这十大医院进行互联网访问,用网络挂号、电子病历、远程会诊、医院数字化建设等指标进行研判,十大医院都进入了高水平的智慧医疗阶段,完全可以说它们获得了智慧医疗。

表 2-1 2015 中国科技影响力十大医院

排名	医院名称	总分
1	四川大学华西医院	100
2	中国人民解放军总医院	93.88
3	中国医学科学院北京协和医院	77.12
4	上海交通大学附属医院瑞金医院	64.85
5	第四军医大学西京医院	62.88
6	复旦大学附属中山医院	60.68
7	华中科技大学同济医学院附属同济医学院	59.87
8	浙江大学医学院附属第一医院	58.72
9	北京大学人民医院	56.35
10	中国医学科学院肿瘤医院	56.14

以排名第一的四川大学华西医院为例,医院作为三级甲等综合医院,直属国家卫计委,1892 年 9 月 28 日正式成立,单点规模名列世界第一。

(2) 大医院的挂号环节

在华西医院第一页面的最显著位置,就设立了可扫描二维码的轻松挂号一键通栏目。华西医院在挂号这个环节上有许多前期的研究。邸星等人 2013 年发表论文,对华西医院门诊挂号就诊路径优化进行了研究。文章指出为了解决华西医院门诊部就诊高峰时段通道利用不均衡、患者高度拥挤且无序的问题,提出一个经典运输问题模型,综合利用直接观察法、访谈法,并借助医院 ERP 信息系统,采集到大量数据资料,基于 Lingo11.0 平台,利用计算机进行编程求解。各电梯利用更加均衡,乘梯安全性和舒适度得到有效提升。在这一研究中,以运筹学等方法为分析基础,应用于医院管理,对挂号这个环节的人流进行调控,体现了智慧医学高度控制性的特点。

刘姿等人 2013 年运用复杂适应性系统理论分析华西医院预约就诊体系,以新的角度分析预约就诊体系的特性,讨论医疗信息系统的多层次性。预约就诊服务方式的多样性,医疗服务对象的差异性,预约就诊体系运行中诸多不确定因素,以及预约就诊体系各主体间相互交流、协调的强劲适应性,完善和发展了预约就诊体系,体现了智慧医疗智能性的特点。

为解决挂号难问题,有专门的商业公司开发出挂号平台。挂号网杭州科技有限公司通过互联网连接医院、医生和患者,促进三者间信息的高效共享。成立五年多来,挂号网已经接入全国 1 900 多家医院,15 万名专家提供在线医疗服务,仅 2015 年,服务患者就达到 2.5 亿人次。

挂号是智慧医院开始医疗行为的第一步,像华西这样在全国排名靠前的医院,和其他著名医院一样,挂号难绝对是医政管理的重大难题。在智慧医疗的条件下,这个问题有可能得到比较公正的解决。

(3) 大医院微时代

姜贤飞根据两会医改等文献来源,2015 年 3 月 15 日在中国医院院长上发表了华西医院的"微时代"一文。文章描述了大医院在智慧医疗条件下的"微时代"特点。

官网进入"微"时代是一个明显标志。华西医院结合"移动互联网"的特点,在"服务对象明确"和"信息来源统一"两个方面对医院官网进行了大幅调整,突出了信息传达和公众服务两大重点:首页被划分为"焦点图"、"信息发布"和"公众服务"三大版块,各版块间区隔清晰;医院科室网站被重新规划,全面纳入二级域名管理,统一信息来源,实现了医院、科室网站的有效整合。此外,针对手机端用户建立了微官网,让用户能方便地使用手机客户端访问医院官网内容。在此基础上,华西医院着力打造的网站会员中心也于 2014 年年底正式上线。

"微博矩阵"成就"华西模式",华西医院运用微博这一传播渠道,通过整合医院官方微博、48 个科室微博以及院内 2 000 余个人微博组成微博矩阵,使之成为医院新的营销和服务平台,成为医院舆情收集窗口,为持续改进医院服务提供信息来源。

如果说微博是信息传播工具,那么微信更适用于开展应用服务。华西医院构建了"华西微信智慧健康管理平台",该平台主要由医院网站、医院(科室)微信公共账号以及医生、公众(患者)微信个人账号三部分组成,与医院官网的会员中心接驳,实现微信和网站会员中心的信息互通。利用微信的"关键字"自动应答功能,实现了患者提问的自动应答。使用者通过输入"就诊""挂号""取药"等关键词,即可获知相应就医资讯。

2014年年底,华西医院在国内首次整合了医院网站和官方微信,形成了"华西微信智慧健康管理平台",在2014四川省首届互联网政务峰会上获颁"四川省政务微信十强奖"。

未来,华西医院将结合"移动互联网",打造以医院官网为核心,"双微"为工具的"医院健康宣教服务平台",利用平台的聚集效应,接驳更多的院内业务系统,打通渠道限制,整合包括网站、微信、微博、APP等新媒体的应用,构建起一个聚智、交流、传播、服务于一体的自媒体中心。

解放军总医院是排名第二的大医院,在微时代一般应用的基础上,正将互联网医学引向深层次。

北京晨报2015年10月28日报道,互联网+未来实现微信远程医疗会诊。报道指出各类医学社交平台和软件目前主要还是用于预约就诊、复诊安排等方面,解放军总医院设想可否将各种影像资料,例如MRI、CT、PET等的影像资料数据DICOM格式的文件植入微信等社交软件,由网络平台预约医生,实现微信远程医疗会诊,即将来可以实现患者在家中进行远程医学会诊。

中国新闻网2015年4月29日报道,北京试点微信挂号缴费移动医疗欲颠覆传统看病模式。报道写道为解决排长队缴费问题,近日,用微信支付挂号费、药费的方式在北京世纪坛医院试点运行。北京市医管局启动社保卡、京医通卡"双卡绑定"试点,这意味着社保卡患者办理京医通卡与社保卡关联后,即可实时交费,不用再到窗口排队交费。同时还对京医通卡微信支付进行试点,可以微信交费。京医通卡后续还将逐步开通其他第三方支付方式。

(4)大医院远程医疗

远程医疗是智慧医疗非常重要的核心内容,具有鲜明的智慧医学特点。大医院在远程医疗中起到了引领与垂范的作用。

远程医疗服务是一方医疗机构(以下简称邀请方)邀请其他医疗机构(以下简称受邀方),运用通信、计算机及网络技术(以下简称信息化技术),为本医疗机构诊疗患者提供技术支持的医疗活动。医疗机构运用信息化技术,向医疗机构外的患者直接提供的诊疗服务,属于远程医疗服务。远程医疗服务项目包括:远程病理诊断、远程医学影像(含影像、超声、核医学、心电图、肌电图、脑电图等)诊断、远程监护、远程会诊、远程门诊、远程病例讨论及省级以上卫生计生行政部门规定的其他项目。非医疗机构不得开展远程医疗服务。

要签订远程医疗合作协议,约定合作目的、合作条件、合作内容、远程医疗流程、双方权利义务、医疗损害风险和责任分担等事项。

患者知情同意。邀请方应当向患者充分告知并征得其书面同意,不宜向患者说明的,须征得其监护人或者近亲属书面同意。

中华人民共和国国家卫生和计划生育委员会同日发布了意见解读:2010 年以来,中央财政投入 8 428 万元,支持 22 个中西部省份和新疆生产建设兵团建立了基层远程医疗系统,并安排 12 所原卫生部部属(管)医院与 12 个西部省份建立高端远程会诊系统,共纳入 12 所原部属(管)医院、98 所三级医院、3 所二级医院和 726 所县级医院,有力推动了远程医疗的发展。根据卫计委 2013 年的统计,全国开展远程医疗服务的医疗机构共计 2 057 所。

大医院在远程医疗的发展建设中发挥了重大的作用。北京晨报 2015 年 10 月 28 日报道中有相当多的内容涉及到远程医疗的问题。报道写道,中国人民解放军总医院是国内首家开展国内国际远程医学活动的单位,亦是国内规模最大的综合性、多位一体的远程医学服务平台。在全国全军建立了 1 300 多家站点医院,完成了超过 2 万例的远程医疗会诊,会诊满意度高达 98.6%。

远程医疗急救不仅只有医疗直升机,通过开展远程医疗会诊、影像会诊、远程术前指导等,可较好提高疾病的诊断精度,对于疑难疾病患者,可实现多个学科、多名专家的联合会诊,制定出最佳治疗方案,降低医疗风险和并发症的发生,使患者在当地医院就能享受到千里之外各大医院丰富的诊疗经验、精湛的医技水平。

"跨国""微信"形式的远程会诊不再遥远。301 医院口腔外科与美国哈佛大学麻省总医院、韦恩大学附属医院、德国慕尼黑大学附属 INNENSTADT 医院、意大利罗马 SAPIENZA 大学医学院建立了友好关系,承诺实现双边跨国诊疗,特别是对病理诊断有不同意见的病例,目前中国人民解放军总医院已经可以实现跨国远程会诊。

动脉网 2015 年 10 月 27 日对国内医院远程医疗服务近况进行了梳理,认为:我们国家的医疗机构进行的远程医疗服务基本分为两类,医院之间进行的 2B 服务,以及医院直接面向患者的 2C 业务。

实际上,2B 的第一类远程医疗服务,主要是知名或水平较高的三甲医院,定向帮扶医疗资源薄弱的县区或地市级医院的形式,即以"上对下"为主。早在 20 世纪 90 年代就已存在,如解放军总医院 1997 年就成立远程医学中心,中日友好医院于 1998 年成立远程医学中心等。

2C 的第二类远程医疗服务,在我国还依然鲜有。最早突破的是广东省第二人民医院,于 2014 年 10 月正式上线所谓全国第一类"网络医院",其中要注意的是,"网络医院"只是形象的比喻,在我国目前的医疗机构类别当中并无所谓"网络医院"这个类别,也不存在"网络医院"的审批程序和标准。

此后,湖南省第二人民医院也于今年 10 月份才正式运行"网络医院"。至此,国内提供 2C 的第二类远程医疗服务的医院就这两家。

在 2B 的第一类远程医疗服务中,走在前面的四家医疗机构是解放军总医院、北京协和医院、北京大学人民医院、中日友好医院,因为 2014 年 9 月,这四家医院首先被国家发改委、国家卫生计生委,列入远程医疗政策试点专项试点医院。

2015 年 2 月,国家发展改革委、国家卫生计生委研究决定,同意宁夏自治区、贵州省、西藏自治区分别与解放军总医院,内蒙古自治区与北京协和医院,云南省与中日友好医院合作开展远程医疗政策试点工作,即 5 省区获批开展远程医疗政策试点工作。

东南网 2015 年 6 月 13 日报道,福建医科大学附属协和医院启动"远程医疗服务协作网",与全省 63 家县级医院实现远程会诊。

协和医院远程医疗服务平台可实现影像资料传送,包括 CT、MR、X 线、超声、心电、病理等材料,实现远程体征观察与体格检查,实现远程检查与远程诊断。县市级医院需要与协和医院专家共同诊疗情况时,可提前 3 天进行远程会诊申请,紧急情况可缩短为 1 小时。远程医疗可以有效实现基层首诊、分级诊疗,解决看病难等问题,年底前有望将远程医疗服务医院增加至 84 家。

(5) 大医院数字化建设

大医院智慧医疗对数字化建设的要求更高。建成的数字化模式也对中小医院形成了辐射和示范效应。

解放军总医院作为排名第二的大医院,数字化建设起步早,成效大。钟光林 2011 年就发文,题目为大型综合医院数字化建设与实施——解放军总医院的实践和体会。

文中写道,从 2006 年起,解放军总医院与浙江大学开展军民共建合作,集双方在各自领域的优势,坚持以患者为中心,以提高效率、保证质量为目的,共同研发新一代数字医院模型,并在"十一五"863 目标导向课题《医疗信息融合与临床支持系统》资助下,建成了新型数字医疗系统,并于 2007 年投入使用。

史洪飞 2013 年对解放军总医院智慧医院建设进行探讨,文中论述了许多智慧医院的建设环节。

建设的主要内容包括新版电子病历系统、医院资源计划系统、门诊患者"一卡通"系统、移动查房和腕带系统。认为数字化医院已初具规模。现有信息系统覆盖范围已扩大到 95% 的医疗业务。但仍存在一些信息化死角,部分医疗设备无开放信息接口,无法进行直接的信息采集,业务流程中部分环节还依赖于手工操作。后勤和部分治疗科室的信息化水平尤为落后。

提出需要解决的环节有肺功能、喉镜、理疗、体疗等诊治行为的信息化。需要从网络拓扑改造、实现无线网络全覆盖、信息基础设施集中监控和预警以及医院私有云的建设 4 个方面进一步提升医院信息化基础设施的安全运行能力、故障预警和处理能力。

解放军总医院在网络建设方面将星形网络拓扑结构逐步改造成以网状结构为

主的混合型网络拓扑,进行完美机房环境监控、可视化网络监控、可视化服务器运行状况监控以及无线网络院区级覆盖。

解放军总医院逐步引入云计算技术,建设医院私有云则是充分利用现有硬件资源,在最大限度降低设备采购成本的基础上,为智慧医院提供可靠的信息服务能力、充足的数据存储能力和运算能力。

解放军总医院推动无线应用和感知体系(物联网)的建立,通过对 WiFi 移动终端、手机、RFID 等设备位置信息的采集,实现对人和物的主动感知。通过感知患者在门诊就诊行为,可为患者提供及时的适时就诊指导和就医辅助手段,通过手机终端应用,能够帮助患者自主式完成挂号、分诊、缴费、预约检查检验、取药报到、预约住院等大部分甚至是全部环节,及时地帮助医院管理者重新调配医疗资源应对各类突发情况。通过感知医疗设备的运行状况、急救设备的位置和使用情况,以及药品、医疗物资、血液、医疗废弃物和消毒物品的状况,提高医疗资源利用率和医院综合运营能力,降低公众的医疗成本。

(6) 大医院的电子病历

在智慧医疗的范畴中,电子病历是以患者为中心的产业链环节。电子病历是医学上专门开发的软件。医院通过软件以电子文本方式记录、传递患者的伤病基本信息。第四军医大学刘丹红等人认为电子病历是医疗机构对患者(或保健对象)进行临床诊疗和指导干预的数字化记录。

从内容上看,电子病历是电子健康记录的重要组成部分,电子健康记录是电子病历的延伸和扩展。它们具备的重要特征就是能够被二次利用,即除了直接用于医疗保健过程外,还可以匿名汇总后用于医院统计、医疗质量控制、费用管理、科学研究等方面。

卫生部于 2010 年启动了以电子病历为核心医院信息化建设试点工作(以下简称试点工作)。

2011 年原国家卫生部发布了《电子病历系统功能应用水平分级评价方法及标准(试行)》(卫办医政发〔2011〕137 号),对电子病历的分级应用进行了规范。

电子病历系统应用水平划分为 8 个等级。每一等级的标准包括电子病历系统局部的要求和整体信息系统的要求。

分级主要评价以下三个方面:电子病历系统功能状态;电子病历系统有效应用范围;电子病历系统应用的基础环境。

瑞金医院在中国医院科技影响力排名第 4。据医谷 2015 年 8 月 25 日报道,受国家卫生计生委医院管理研究所委托,由上海组织实施的电子病历系统功能应用水平分级评价首批获评医院授牌仪式在瑞金医院举行。瑞金医院获评电子病历应用水平六级,是上海首家获评六级的医院。

2013 年,在国家卫生计生委的授权和支持下,上海市卫生计生委制定了电子病历系统功能应用水平分级评价实施方案,建立了网站自测、第三方测评与行业专家现场验收相结合的评价机制。国内目前获得电子病历应用水平分级评价 5 级以上医院共 18 家,其中 7 级 1 家,6 级 5 家。根据公开资料,7 级为中国医科大学附属盛京医院。

据《全国医疗卫生服务体系规划纲要(2015—2020 年)》,纲要提出到 2020 年,实现全员人口信息、电子健康档案和电子病历三大数据库基本覆盖全国人口并信息动态更新,全面建成互联互通的国家、省、市、县四级人口健康信息平台,并积极推动移动互联网、远程医疗服务等发展。

第四军医大学刘丹红等人进一步研究了电子病历的深层次问题:基于电子病历的医疗质量统计报告概述。文中介绍了基于电子病历的医疗质量电子化自动测量概念,阐述了医疗质量自动化测量在建立和改善医疗质量统计指标体系、提高统计报告的准确性和时效性、提高医疗质量等方面的意义。分析了基于区域卫生信息平台的医疗质量报告体系的建设方法,以及从电子健康记录系统中自动提取数据,生成医疗质量指标并完成统计报告的流程、方法和途径。探讨了医疗质量电子化测量的现状以及我国所面临的问题和挑战,为我国实施医疗质量电子化测量提出了信息标准化方面的建议。

文中写道,近年来,医疗机构建立了以电子病历为核心的医院信息平台,区域、国家卫生信息平台建设也已起步,这使日常医疗保健过程中产生的大量数据实现跨机构共享和交换成为可能。但其除了服务于患者个体的持续医疗(如转诊)外,尚未在医疗质量的统计报告和质量改进方面得到直接应用。

2.1.2 各级医院智慧医疗现状

十大医院代表了纳入智慧医疗的引领单位的最高水平。其他可以纳入智慧医疗范畴的医院可根据互联网检索、互联访问的结果,进行估计。

(1)各类重要市级医院

通过互联网检索和互联网访问证实,省会以上城市的重要医院,基本上已经进入了智慧医疗范畴,中小城市可纳入智慧医疗的城市医院在 80% 左右。

中国江苏网 2012 年新闻:南京 11 家医院试点电子病历"加密",南京市卫生信息中心宣布,将对南京 11 家医院开展电子病历认证试点,即对电子病历"加密"。试点将争取在 2012 年内,完成电子病历认证技术的上线工作。并根据试点医院的应用情况,编写电子病历密码技术应用指南。首批试点的医院包括南京市儿童医院、南京市胸科医院、南京市口腔医院、江苏省中医院、南京市鼓楼医院、南京市第一医院、南京市第二医院、南京脑科医院、南京市妇幼保健院、南京市中医院、南京市中西医结合医院。

医生篡改电子病历怎么办?答案是任何修改都会留痕迹,赖也赖不掉。在国外,医院的电子病历信息都由第三方来保存,今后南京电子病历将会借助南京卫生信息平台统一来保存。

西安市第一医院的网站报道,西安市将实现电子病历系统与陕西省居民健康档案系统对接。涉及医院有西安交通大学第一附属医院、西安交通大学第二附属医院、陕西省妇幼保健院、西安市中医医院、西安市儿童医院、西安市第一人民医院等十一家医院。单击"健康档案"调阅按钮,可看到患者以往的就诊信息,包括医院门诊、住院、体检及收费等项目的详细信息,比如患者的病案首页、出院小结、手术记录、医嘱明细、住院费用明细、检查及化验单、门诊处方、门诊费用及体检结果等。

广东省发布了《广东省"互联网＋"行动计划(2015—2020 年)》(下简称"行动计划")。行动计划列出了 13 个"互联网＋",其中,在互联网＋惠民服务中,提出了"到 2017 年底前,网络医院试点达 10 家"、"到 2020 年底前,网络医院试点达 20 家"的目标。

广东省第二人民医院,是全国第一家获得网络医院批准的医院,是首家向患者提供远程医疗服务的医院。其模式是与 20 多家连锁药店合作,将连锁药店作为"网络医院"终端,提供远程医疗服务,计划在省内开设 1 千家终端,2015 年底开设 1 万家。开设的科室包括全科、中医、消化科、妇产科、骨科、风湿科,主要针对常见病、慢性病。患者能在药店中与医生进行在线交流,上传照片到系统,身体数据也能通过仪器采集后上传;开具的处方远程打印,患者通过该带有医生签名的处方,可以直接在药房买药。

湖南省第二人民医院是湖南省首家由三甲医院支撑的网络医院,于 2015 年 10 月正式上线。根据公开的新闻资料显示,网络医院目前开设了精神科、心理科和全科诊室。由医院高年资主治医师以上资格担负诊疗工作。网上看病目前是免费服务,将来会根据物价局的标准收取一定的诊疗费。患者在家中可利用移动终端,通过远程音视频的方式,完成实名制注册后,选择"就医"即可与医生"面对面"地进行咨询。患者也可以在设立就诊点的连锁药房做相关检查,通过视频会诊后获得医生开具的电子处方,凭电子处方在药房直接拿药,整个过程 10 分钟左右,方便快捷。

河北张家口市北方学院附属第一医院有网络挂号等栏目,济宁市医学院附属医院有预约挂号等功能,说明都有了智慧医学的形态。

(2)县级医院

随机访问一些县医院的主页,或多或少都有一些智慧医院的特点,如网上预约挂号、远程医疗、电子病历等。如白水县医院、蒲城县医院等。

(3)乡镇、街道卫生院、门诊部

乡镇、街道医院一般不设网站,少数有简介信息,如枞阳县陈瑶湖镇中心卫生院医院简介:前身是创建于 20 世纪 1958 年的普济圩农场五分场卫生室,后演变为陈瑶湖镇卫生院,下辖社区卫生服务中心 1 所、一体化村卫生室 15 所,与枞阳县人民医院、铜陵市人民医院、铜陵市妇幼保健院、铜陵市市立医院建立了长期的技术合作关系。

综合各种资料信息,中国智慧医疗的划界目前可定在县级医院,县以下的卫生机构基本上不具备智慧医疗的主要特征。

2.2 发展状态统计指标估计

智慧医疗的指标统计由于缺少国家级机构的牵头,没有精确的数字。由于智慧医疗是建立在大的医疗卫生发展的基础上,国家对大的医疗卫生发展有较详细的统计,因而可作为判断智慧医疗发展状态的间接指标,并进行合理的估算。

《中国卫生和计划生育统计年鉴》是反映中国卫生事业发展情况和居民健康状况的资料性年刊。收录了全国 31 个省、自治区、直辖市卫生事业发展情况和目前居民健康水平的统计数据,以及历史重要年份的全国统计数据,收编的内容截至 2014 年年底。

全书分为 15 个部分,包括卫生机构、卫生人员、卫生设施、卫生经费、医疗服务、基层医疗卫生服务、妇幼保健、人民健康水平及营养状况、疾病控制与公共卫生、居民病伤死亡原因、卫生监督、医疗保障制度、人口指标等内容。各章前设简要说明及主要指标解释,主要介绍本章的主要内容、资料来源、统计范围、统计方法以及历史变动情况。

《2015 中国卫生和计划生育统计提要》则可见到简化的导读。如居民健康状况(Health Status of Population)可用如下指标来衡量:人均预期寿命(岁)(Life Expectancy at Birth(Year))、人口出生率、死亡率和自然增长率(Birth,Death and NaturalIncrease Rate)、各地区人均预期寿命、出生率和死亡率(Life Expectancy at BiIth, Birth and Death Rate by Region)、监测地区孕产妇及 5 岁以下儿童死亡率(Maternal and Under-five Motality iSurveillance Region)、监测地区孕产妇死亡原因(2014 年)(Leading Causes of Matemal Mortality iSurveillance Regio(2014))、部分地区居民前十位疾病死亡专率及死因构成(2014 年)(Mortality Rate of 10 MaiDiseases iCertaiRegio(2014))、28 种传染病报告发病及死亡数(2014 年)(Number of Reported Cases and Deaths of 28 Infectious Diseases(2014))、28 种传染病报告发病率及死亡率(2014 年)(Reported Morbidity and Mortality Rates of 28 Infectious Diseases(2014))、青少年、儿童身体发育情况(城市)(Physical Development of Children and Adolescents(Urban))、青少年、儿童身体发育情况(农村)(Physical Development of Children and Adolescents(Rural))、居民人均每日营养摄入量(Daily Nutrient Intake per Capita)、居民人均每日营养摄入量(2002 年)

（Daily Nutrient Intake per Capita（2002））。

如何对智慧医疗进行发展状态的指标统计,还是一个未完成的任务。最终要做到这项工作统计指标的科学合理和全面准确,还必须由国家卫生和计划生育委员会主持这项工作。现在的统计指标均是包括智慧医学在内的大医学的指标,如果以比较准确的大医学的统计指标为基础,可以对智慧医学的统计指标进行一下估计。

根据《中国统计年鉴》提供的数据,其中的卫生统计资料主要包括医疗卫生机构、卫生人员、卫生设施、卫生经费、基层医疗卫生服务、妇幼保健、疾病控制、居民病伤死亡原因、医疗保障制度等情况。

卫生统计资料由国家卫生和计划生育委员会信息中心提供。数据来源可参见 http://www.stats.gov.cn/tjsj/ndsj/2015/indexch.htm。

2.2.1　智慧医疗卫生机构

医疗卫生机构的总数国家统计到 2014 年,参见图 2-1:

医疗机构总数/个

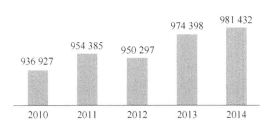

图 2-1　医疗机构总数

根据前面 2.1 节的调研分析,基层医院还不能纳入智慧医疗的范畴,因而智慧医疗机构总数估计为图 2-2:

智慧医疗机构总数/个

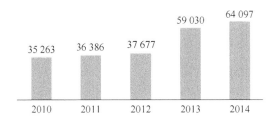

图 2-2　智慧医疗机构总数

如果以最新的 2014 年的 981 432 个医疗机构数来估计,其中基层医疗卫生机构为 917 335 个,占 93.47%。非基层医疗卫生机构为 64 097 个,占 6.53%。基层医疗卫生机构(社区卫生服务中心、街道卫生院、乡镇卫生院、村卫生室、门诊部)虽然数量占绝对多数,但还未能纳入智慧医疗的范畴。非基层医疗卫生机构数量虽小,但基本上可纳入智慧医疗范畴。在解决难重疾病的链条上,智慧医院起了决定性的作用。

高端医疗卫生机构的智慧医疗化程度较高,基本上可以纳入智慧医疗范畴。而低端医疗机构如卫生院等的诊疗人数并不少,但一般属于传统的简单医疗,还不能纳入智慧医疗体系,是中国智慧医疗未来开发的重点。因而对低端医疗如卫生院、室的统计情况就不介绍。

虽然低端医疗机构统计数据对智慧医疗的影响较少,但也是智慧医疗未来发展必须覆盖的领域。专业公共卫生机构则更是智慧医疗的有机组成部分。

《中国统计年鉴》的第 22-6 项,这一大项中的基层医疗卫生机构如社区卫生服务中心、乡镇卫生院等目前还未列入智慧医疗范畴,只做简要说明。医院这一层次基本上属于智慧医疗范畴。

2014 年总床位数较 2010 年增加了 1.379 倍,其中医院的床位数增加了 1.465 倍,基层医疗卫生机构的床位数增加了 1.159 倍,显示大医院的床位数增加较快,有利于智慧医疗的发展。

各类医院总床位数/万张

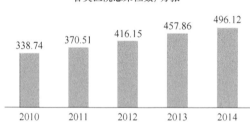

图 2-3　2014 各类医院总床位数

《中国统计年鉴》的第 22-7 项,每千人口医疗卫生机构的床位数,2014 年城市与农村的数量分别为 7.84 张与 3.45 张,分别比 2010 年增加了 1.32 倍与 1.35 倍,基本上保持了同步增长率,但在绝对数上城乡比为 2.21∶1。智慧医疗的重心在智慧城市,智慧农村是必须加强建设的地区。

2.2.2　智慧医疗卫生人员

《中国统计年鉴》的第 22-2 项,与上一项的统计结果的分布不一样,2014 年非智慧医学范畴的乡村医生和卫生员仅占全部卫生人员的 10.34%,而全国的基层卫生机构数占总数的 93.47%,说明非智慧医疗的基层卫生机构数量虽多,但人数占比小,合格的智慧医疗的医务人员,不在基层卫生院,而集中在大医院。

如果进行合理的估计,卫生人员中 80% 可纳入智慧医疗范畴,因而 2014 智慧医疗的卫生人员估计数为 10 234 213×80%＝8 187 370 人。

智慧医疗的注册护士数量增长迅速,总的注册护士数 2014 年达到 3 004 144 人,其中绝大多数可以纳入智慧医疗范畴。说明护理事业发展取得显著成效。2014 年注册护士的数量(3 004 144)首次超过执业(助理)医师数(2 892 518),医护比例倒置问题得到扭转。在智慧医疗领域,由于监控人员的需要的数量加大,医护比降低符合这一趋势。

中医科医生待遇低,儿科医生风险高,人才流失严重,后备力量不足,在智慧医疗领域问题仍然存在。

《中国统计年鉴》的第 22-3 项,城市与农村一直存在着的卫生资源的差距,每千口卫生技术人员数量是一个直观的指标。从智慧医学的角度来考虑,不但绝对的数量每千人口执业(助理)医师在 2010 年的城市农村比是 2.50∶1,到了 2014 年这个比例达到了 2.57∶1。卫生技术人员、注册护士也是如此。智慧医疗主体在城市,因而可以纳入智慧医疗系统医护人员就更加体现了向城市集中的趋势,而这个集中的趋势不会停止。也就是说,本来绝对的每千口卫生人员数在农村就低,而其中能够纳入智慧医疗的卫生人员数的比例比城市更低,智慧医疗的城乡差距在加倍地拉大。

2.3　移动医疗

移动医疗可采用国际医疗卫生会员组织 HIMSS 给出的定义,即 mHealth 就是通过使用移动通信技术——例如 PDA、移动电话和卫星通信来提供医疗服务和信息,具体到移动互联网领域,则以基于安卓和 iOS 等移动终端系统的医疗健康类 APP 应用为主。它为发展中国家的医疗卫生服务提供了一种有效方法,在医疗人力资源短缺的情况下,通过移动医疗可解决发展中国家的医疗问题。移动医疗是互联网医疗的一部分,互联网医疗还包括远程医疗、智慧家庭、智慧健康、智慧养老、智慧育儿、智慧支付等内容,互联网医疗与智慧医院、智慧区域医疗、智慧全球医疗互相融合在一起。

移动医疗发展报告可参见艾媒咨询:2015—2016 年中国移动医疗健康市场研究报告,该报告于 2016-01-25 发布,版权归于艾媒咨询。http://www.iimedia.cn/40530.html。

报告指出,截至 2015 年 12 月 28 日,互联网医疗健康领域共发生投融资 221 起,比 2014 年增长 45.4 个百分点。2015 上半年国内互联网医疗领域的风险投资总额达到 7.8 亿美元,已超过 2014 年全年总额。其中特别引人注目的是,2015 年

11 月 30 日微医集团完成由国开金融、复星医药、高瓴资本、腾讯等共同投资的高达 3 亿美元的 E 轮融资,移动医疗领域所获资源和关注又获得了量级的提升。

报告指出,医生作为最为重要和稀缺的医疗资源是移动医疗领域重点关注的一环。继万峰医生集团、张强医生集团、丁香园医生集团、大家医联、中康医生集团、广州私人医生工作室等医生集团后,2015 年 6 月,作为中国首个基于移动互联网且规模最大的三甲医院移动医生集团——三甲医生集团成立,通过移动健康云协作平台,实现跨地域、跨医院、跨科室的医护协同合作。

报告对全球移动医疗市场规模进行了预测,对中国移动医疗健康市场规模进行了预测。对中国移动医疗健康应用在手机网民中的渗透率进行了分析。列出了中国移动医疗健康应用 APP 覆盖率排名。分析了中国移动医疗健康市场,最后分析了中国移动医疗健康市场发展趋势。

报告载有数据清晰的分析图表,详情可查阅 http://www.iimedia.cn/40530.html。

报告的两个重要数据图如下。

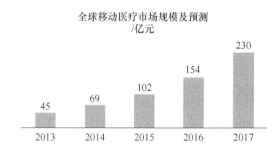

图 2-4　2013—2017 年全球移动医疗市场规模及预测

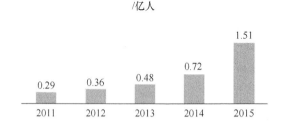

图 2-5　2011—2015 年中国移动医疗市场用户规模

报告除对全求市场规模进行统计和预测外,还特别对中国移动医疗健康市场用户规模进行了统计,数据表明从 2011 年 0.29 亿人增加到 2015 年 1.51 亿人。

"从实验室里研究出来,进入真实世界",苹果新的开源软件框架 researchkit 做出了这样的承诺。软件承诺允许其他的开发人员使用,方便地创建应用程序,让临床研究可以彻底改变,允许患者加入并参与研究。

　　制定的原则很有吸引力。参加研究的人是自愿报名的,特别适合观察性研究。现阶段还没有承诺进行医学治疗,处于研究阶段。平台能让患者招募更容易,考虑到苹果产品可能有 5 亿个用户,这个研究有了前所未有的用户潜力,达到一个空前的水平。

　　苹果公司已经公开提供了与研究小组合作模式,让现在已经可用的应用程序进入应用阶段,使用目前已出现的各种功能。合作研究可以提供的数据范围很广。例如,在罗切斯特大学和圣人的生物网络,采用陀螺仪和触摸屏,记录帕金森病患者的响应时间、步态变化、稳定性、平衡性等指标。在斯坦福医学和牛津大学,手机可以记录饮食习惯,甚至可以用可穿戴健身监视器对志愿者的生活方式进行监测,评估冠状动脉疾病风险。

　　用户的平均年龄大约是 35 岁。苹果手机的价格较贵,年龄较大的人群和低收入人群在通过手机平台参与相关研究的参与度较低。这就产生一个不利的结果,这些高风险人群反而没有一个苹果产品来参与移动医学的研究。

　　McCahill P W 等人 2014 年 12 月为民主党全国代表大会撰文,对移动医学在救灾的一些环节进行了分析。指出在紧急情况下,移动医学的基础建设起了关键性的作用。北卡罗莱纳州移动医疗设备组成的一个车队,在救灾和特殊事件时提供了全面的医疗能力,改善了救灾行动。

2.4　云　计　算

　　云计算是智慧医疗的一个重要技术支撑点。2016 年 1 月 31 日,南方周末报道了这方面的最新进展。在云计算不再只是一个"故事"的报道中,指出阿里云的营业收入大幅度增加,互联网几大巨头围绕云计算展开价格战,中国云计算产业开始进入大规模商用时代。2016 年 1 月 28 日,阿里巴巴集团(NYSE:BABA)发布的 2015 年第四季度财报显示,阿里云第四季度营收 8.19 亿元,比去年同期增长 126%。这已经是阿里云连续第三个季度保持三位数增长。

　　按照阿里巴巴 2015 年 Q4 总营收 345.43 亿元计算,阿里云对营收的占比在 2.37% 左右。对中国整个云计算产业来说,是一个值得振奋的消息。云计算产业从云端开始"落地"。之前的云计算产业主要停留在云存储和数据中心等浅层次应用,真正大规模商用是这几年才开始产生的。许多公司都不同程度采用云计算,但像高德这么大体量的公司,把业务完整迁移到云端,在国内应该是第一个案例。

　　美国知名财经杂志《巴伦周刊》的一篇文章认为,2016 将是云计算爆发之年,全球 60% 的 IT 费用将投入到云相关的产品和服务中,到 2018 年这一比例将达到

100％。一旦这个预言实现，意味着到 2018 年，云计算服务商将全面替代传统 IT 厂商。

阿里巴巴马云在去年 10 月份致股东的公开信中就表示，十年内中国 80％以上的企业会使用云计算，阿里提供的服务，会是企业继水、电、土地以外的第四种不可缺失的商业基础设施资源。2015 年，阿里云发布了一个叫作"数加"的一站式大数据平台，把阿里巴巴十年来积累的大数据技术和平台对外开放，首批推出了 20 款产品，包括数据采集、计算引擎、数据加工、数据分析、机器学习、数据应用等数据生产全链条。在 2015 年年末的云栖大会上，阿里云和国内领先的 OpenStack 私有云供应商九州云开展了战略合作。一般人出行，既需要乘坐如地铁和公车这样的公共交通（公有云），也想拥有自己的私家车（私有云）。

根据 IDC 最新的统计数据显示，截至 2015 年上半年，全球公共云计算市场占有率最高的前五家服务商分别为亚马逊、微软、IBM、RackSpace 和阿里云。甚至有媒体评论说，全球云计算市场已形成"3A 鼎立"的格局（AWS、AliCloud、Azure）。

亚马逊的 AWS 云服务于 2006 年推出，其模式类似于 Uber 和 Airbnb 等共享经济模式，主要给企业用户提供数据存储和数据处理等服务。公开报道显示，目前 AWS 云服务的客户包括美国知名在线影视租赁网站 Netflix 和美国中央情报局。

跟亚马逊 AWS 一样，阿里云在中国也不乏明星客户。比如，中国铁路购票系统（12306）的部分资源是由阿里云系统支撑。另外，每年的"双十一"，阿里云也是支持前端交易的后台。阿里云曾透露说，2016 年元旦跨年晚会中，包括芒果 TV、浙江卫视在内的网络直播前 10 名的电视台有一半都用到阿里云。

目前，国内三大电信运营商旗下的电信天翼云、联通沃云、移动大云也在持续推进，还有专注细分领域的金山云、Ucloud 等新兴对手都在对阿里云进行挑战。但阿里云在国内的真正对手是腾讯、华为、百度等巨头。其中，华为正从企业级市场开始冲击公有云市场。

阿里云和腾讯云目前都将重点锁定在创业者市场。比如，阿里云联合了 30 家风投发布了"创客＋"计划，腾讯云则联合多家创投机构发布了"云＋众创"计划。两家公司在 2014 和 2015 年大打价格战，在云存储和云数据库等业务上轮番降价。

百度云则强调人工智能与云计算的结合，同时联合电信云、金山云、华为企业云、青云等国内主流云平台以及亚马逊中国，在安全领域建立云安全生态。此外，乐视云也加入战团，并采取了免费策略来竞争。

2.5 其他方面

智慧地球，也可称为智能地球，这一概念由 IBM 推出并大力推广。智慧医学可以看成是智慧地球的衍生概念,其他衍生概念还有许多,如智慧城市、智慧乡村、智慧家庭、智慧图书馆等。

核心还是把感应器推送到物体最前端,普遍连接起来,形成物物相连的物联网关与现有的互联网智能化地融合在一起。

主要的架构包括智慧的分析洞察、云计算、智慧的运算、专家集成系统、智慧的商务、智慧的城市等。

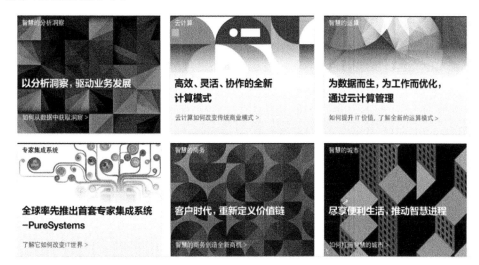

图 2-6　IBM 的智慧医疗模式图

利用上述结构,IBM 与医学相结合,做出了许多应用案例,如广东中医院案例等。

在前面的章节中,有描述智慧医疗的框架的内容。智慧医疗可以解析成许多方面,如信息的感知与获取、网络通信、信息物理系统、智能硬件与机器人、个性化定制、大数据处理技术、能化信息集成技术、用户端服务技术、知识库系统、医疗物联网系统、电子健康档案系统、电子病历系统、专家诊疗系统、循证医学支撑系统、智慧健康家庭系统、智慧医院系统、智慧区域医疗系统、智慧全国医疗系统、智慧全球医疗系统、智慧医疗政府应用子系统、智慧医疗病人应用子系统、智慧医疗医护人员应用子系统、智慧医疗相关企业和相关人员应用子系统等。

上述方方面面都有或多或少的进展,在此不一一列举详述。

第3章 智慧医疗健康产业生态链

　　随着国家政策的倾斜,互联网医疗投资比重的上升,智慧医疗的技术迅速发展。《2014中国医药物资协会发展状况蓝皮书》显示,截至2014年年底,我国移动医疗APP发展迅速,现阶段已达2 000多款。2014年中国移动医疗市场规模达30.1亿元,比2013年增长26.8%,并预测2017年中国移动医疗市场规模将达125.3亿元。投资的增加和互联网医疗技术的逐渐成熟都为智慧医疗的发展提供了有利保障。其次,快速成熟的传感器技术,降低了移动设备及可穿戴设备的成本,MEMS传感器技术的成熟,使各类设备逐渐向超薄化、小体积、高性能、低能耗、低成本等方向发展。最后,可穿戴智能医疗设备、云存储、电子病历和大数据技术的链接与互通,将呈现"端+云"的服务模式,给患者带来更优质的服务体验。

　　本章将对智慧医疗相关的产业链典型应用技术和相关技术环节进行简单介绍。

3.1　产业链典型应用技术

3.1.1　感知类技术

　　随着移动终端和云平台大力发展,疾病管理将实现实时监测患者健康数据,随时获取可穿戴设备、手机、心电图监视器等设备的健康数据,将所有这些信息整合汇总,传给患者以及医护人员,让他们能实时地、更全面地掌控患者健康。患者通过简单操作,就可完成健康数据的测量和结果显示,为患者带来极大的便利。智慧医疗感知类技术主要包括通过RFID技术、传感器技术及个人数字助手PDA(Personal Digital Assistant)等技术实现患者的健康监测和管理。

　　目前智能可穿戴设备主要分为健康管理类和医疗服务类。在健康数据记录方面,人们通过可穿戴设备将身体健康变化的数据导入个人健康数据平台,整合第三方健康应用数据,支持医疗机构接收或传输用户数据。用户在可穿戴设备中可看到自己的睡眠质量、心电图状况、血糖变化等数据。同时,医护人员通过大数据比对各种可穿戴设备中的信息,可以全方位监控患者的身体情况,患者也可在终端实时查看自己的健康状况。在医疗服务方面,开发健康服务系统与多种健康监控设备的自动标识技术、行为与环境感知技术、多种信息系统自适应适配接口,解决信息采集问题,通过蓝牙、无线网络(Wi-Fi)或者4G技术与医疗设备相连接,实现医疗终端的数据信息传输,构建医疗与健康信息采集平台,将健康监控信息与电子病历相结合进行医疗服务,同时,用户可以通过实时服务平台,实现患者与医务人员、医疗机构、医疗设备之间的互动。

RFID技术、传感器技术、掌上计算机(PDA)等技术可以视为智慧医疗感知类技术的产业链典型应用技术。通过这些产业链典型应用技术,目前已开发出睡眠传感器、智能眼镜、平视显示器、智能服装、健身＆心率测试器、等离激元增强拉曼光谱(PERS)、智能手表、药物运送载体、动态血糖监测、助听器、心电图监视器、胰岛素泵、血压监视器、脉搏血氧饱和度仪、情绪测量仪、计步器等相关设备。这些设备可以监测患者的睡眠质量与情绪、心率、血糖的变化等身体状况的变化。

RFID(Radio Frequency Identification),即无线射频识别,是一种新兴的自动识别技术,它利用无线射频信号的空间耦合来实现无接触的信息交互,并以此来实现识别的目的。RFID技术具有快速识别、小型化、耐久性强、数据容量大、应用方便等特点。

通过RFID技术在无线网络环境下,将含有RFID技术的标签置于患者体内,实时完成标识、定位、管理、监控。同时,结合物联网技术实现医护人员能及时有效地获取患者生理变化信息。

我国国家标准(GB7665—2005)对传感器的定义是"能感受被测量并按照一定的规律转换成可用输出信号的器件或装置"。

通过传感器采集个人健康信息,实现同时获取多项诸如体温、血氧、脑电、视听觉、心电、脉搏、皮电、血糖等不同健康信息,再将信息通过个人设备终端,传输到医疗服务终端,进行更深入的分析和处理,以便患者可以获得更加个性化、优质的健康医疗服务。

个人数字助手PDA(Personal Digital Assistant)是一种辅助个人工作的数字工具,主要提供记事、通讯录、名片交换及行程安排等功能。PDA可以保障医疗安全,提高工作效率,降低使用成本,提高管理效能。医疗机构工作人员可以利用PDA扫描一维码/二维码,读取RFID,从后台数据库获取患者的所有信息和药品的详细用法。

PDA可以为智慧医疗发挥很多功能,比如床位管理、医嘱执行情况、患者康复训练、科室消息中心、护理记录管理、护士教育、护理资讯、护士排班等。这些功能可以极大地为医疗工作人员节省更多的时间来照顾病人。依靠医疗机构的管理系统,充分发挥无线技术的优势,为医疗机构实现医疗设备、医疗信息的高度共享和有效利用。

3.1.2 通信类技术

患者通过可穿戴设备等技术,获取健康数据等信息,需要通过通信类技术将这些信息与医疗机构的医护人员进行交互。智慧医疗相关的通信类技术主要包括通过 Wi-Fi、4G、蓝牙传输等技术,实现用户与医疗机构间的信息传递,使医护人员可以通过患者的健康数据进行监测和诊疗。

Wi-Fi 是一种可以将个人计算机、手持设备(如 PAD、手机)等终端以无线的方式互相连接的技术,事实上它是一种高频无线电信号。Wi-Fi 相比于其他的传输技术有很多优势,如无线保真、传输速率快、低成本等。当前生产的可穿戴设备、智能手机、平板计算机等都支持无线上网功能,是当今使用最广范的一种无线网络传输技术。

虽然无线网络通信质量不是很好,数据安全性能比蓝牙差一些,传输质量也有待改进,但传输速度非常快,最高可达 54 Mbit/s(兆比特每秒),符合用户与医疗机构信息交换的需求。无线网络最主要的优势在于不需要布线,可以不受布线条件的限制,因此非常适合医疗机构的需要,通过全区域覆盖无线网络,医疗机构工作人员可以随时随地获取患者的生理变化信息,方便快速处理突发情况。

利用无线网络可以构建无线传感网,无线传感器可以为远程医疗监护系统提供更加简便、快捷的手段。无线传感网是由大量部署在监测区域内的传感器节点构成的多个、自组织的无线网络系统。能够实时监测、感知和采集节点部署中的信息。

在智慧医疗中,利用无线网络的优点,使其在医学研究、患者日常护理或者家庭日常监护等方面发挥巨大作用。通过无线网络的快速传输功能,在患者身上放置用于检测生命体征信息的装置,可对患者的睡眠质量、心电图状况、血糖变化等信息变化进行远程实时监测,并将信息传输给医疗机构,及时进行处理。利用无线传感网长期观察患者的生理变化数据,对于医护人员研究患者生理状况变化和相关疾病,都是很有帮助的。

4G 即第四代移动电话行动通信标准。4G 能够以 100 Mbit/s(兆比特每秒)以上的速度下载,在全国各地的移动网络覆盖下,可以随时使用,几乎能够满足所有用户对于无线服务的要求。

随着 4G 手机的日益普及,用户可以通过 4G 网络,将可穿戴设备上获取的生理健康信息,与医疗机构的工作人员、医疗设备进行互动。也可以通过 4G 网络进行预约挂号、付账结款等。

蓝牙技术是一种无线技术标准,可实现固定设备、移动设备和楼宇个人域网之间的短距离数据交换,它具有其他感知技术所不可比拟的优点:发射功率小(1 类是 100 mW,2 类是 2.5 mW,3 类是 1 mW,即便是 1 类的最大功率输出功率也小于移动电话的最小功率),对人体生理影响较小;信息传输抗干扰能力强,即使在复杂的通信环境下,仍然能保证数据传输的准确性;体积小,便于携带和长期监测;蓝牙技术支持点对点和一点对多点的通信,相互之间无串扰,可以同时对多人进行检测;自身有加密安全机制,保证数据安全性。

传统检测/监测设备通过线路连接到人体上进行信息的采集,各种连线容易使病人心情紧张,使得采集的生理数据失准,使用蓝牙技术可以很好解决这个问题。

在信号采集过程中,将医疗微型传感器置于被检测者体内,可以通过传感器收集到人体随身携带的可穿戴设备终端的数据,并与医疗终端、个人终端进行信息交换。使采集信息具有移动性,避免了患者使用传统检测仪器时,需要通过很多仪器设备连接身体的麻烦和束缚,既可用于室外,也可以定时、连续、长时间地检测患者的生理信息变化。

通过上述技术,一方面,医疗机构可以为患者提供在线预约挂号功能,或者用手机移动终端直接支付医疗款项并提取检验报告,无须排队,在家中等地方都可与主治医师在线沟通或远程问诊,为患者节约了时间,方便及时沟通病情。另一方面,医生可通过手机、PDA 等终端随时跟踪,了解患者病情,并给予专业指导,同时可以随时获取临床资讯,在线与别的医生进行交流与学习,满足科研需求。与此同时,随着医疗机构信息化的提升以及各机构电子病历的互联互通,不仅提高了医生的工作效率,也帮助患者能够随时调取及掌握个人健康档案数据。

3.1.3　信息类技术

随着智慧医疗的发展,可穿戴类设备的问世与创新,产生了大量的信息数据,大数据已经变得非常庞大,数据量的组织与管理工作每年呈几何级增长,如何存储、获取这些信息数据,是智慧医疗发展的重中之重。为了应对日益庞大的数据资源,使用云计算技术,可以很好地解决数据存储问题。并且,随着云计算技术的运用,以该技术为基础建立的电子病历系统(EMR),可以为医护人员随时方便的从云端获取患者病历,对患者的诊治提供帮助。

医疗机构的信息数据来源于 RFID、无线传感器、各项检查设备及各种移动终端,数据量规模十分庞大,如医疗数据统计(历年慢病趋势和疾病分布)、相似度联接匹配查询(根据 CT 等影像数据、寻找相似病例、匹配骨髓移植等)以及医疗数据挖掘与预测(疾病与职业、性别、年龄等外界因素的关联及各类药品的需求预测)。

随着云计算技术的不断成熟,越来越多的医疗机构使用云端功能储存信息数据。通过云计算技术,可以为智慧医疗领域提供大力帮助,比如建立患者的电子病历,方便医护人员查阅的同时,患者自己也可以对自身病情有更直观的感受。

目前,大部分医疗机构的信息系统仍以局域网为主,云计算技术是基于网络的分布式信息处理系统,以物联网、无线网为基础的智能化设备,能够较好地克服区域局限性。

云计算是按使用量计费,这种模式提供可用的、便捷的、按需的网络访问,进入可配置的云计算数据平台(包括网络、服务器、存储、应用软件和服务),这些资源能够被快速提供。云计算是使计算分布在大量的分布式计算机上,而非本地计算机或远程服务器中,数据中心的运行将与互联网更相似。传统的医疗系统中,服务器、网络和存储等IT基础设施是分散的,这些分离的系统无法实现对信息的有效共享和对医疗系统的统筹管理。云计算可以实现对医疗系统的优化和动态管理,可以将分散的系统进行整合,形成统一的医疗信息基础设施,提供类型多样的健康管理应用,为每一个人制订个性化的方案。

云计算技术相对于传统的医疗系统信息存储方式,有以下特点:(1)规模大。仅一般企业的私有云都会有数千台服务器,能够给用户空前的计算能力。(2)可虚拟化。用户在使用过程中,由于所请求的资源存储在云端,可以从任意位置、任意终端获取信息。(3)低出错率。云端存储使用数据多副本容错,计算节点同构可互换等安全措施,保证了数据资源的安全可靠。(4)扩展性。云端存储量可以根据用户的不同要求动态调整,满足随着时间发展信息资源规模成长的需求。(5)智能计费。云端内存有大量的数据信息,用户可以按照自己的需求索取信息,不会浪费资源。(6)成本较低。相对于传统数据存储设备,由于云端存储的设计理念采用廉价节点,通过特殊容错设施来构成,自动化集中式管理降低了管理成本,利用率也大大提高。

云计算技术充分运用在远程医疗服务中,远程医疗可借助无线网络,将获取的患者生理信息传输到云服务器上,从而实现实时信息交流、远程会诊、远程护理等医疗活动。

云计算技术可以实现信息资源的动态管理和大集群服务器的网络化,在网络中做分布式数据处理,为医疗资源提供共享平台。医院不同科室之间、不同医疗机构之间、医院管理人员和患者家属之间,可以实现对同一患者信息的管理。每个人在不同时间、不同地方产生的医疗档案,都可以集成在一起。不管到哪个医疗机构就诊,都可通过云终端查询到以往的医疗信息。

云计算技术在急救工作中,可以通过云计算的信息处理和分析功能,根据患者的住址、医院擅长的治疗领域、实际交通状况,选择合适的医院和路径。急救人员也可通过云计算技术,获取患者的既往病史,快速有效地对患者进行紧急救助,避免错过最佳治疗时机。

通过云计算技术,用户可以通过获取信息进行更加有效的健康咨询。患者在看病之前,也可以通过云计算技术得知何地何时有何医护人员可以看病,更加方便人们在日常中的健康生活。

通过云计算技术构建云平台,平台包括建立信息云平台和构建服务类和监管类等不同模块。通过信息专网将健康档案、电子病历和医疗资源等数据纳入平台。其目标是为了实现双向转诊、数据信息共享、远程医疗、患者转移、患者追踪以及医疗监督等。例如在患者追踪方面,通过平台,识别患者唯一 ID 号,在不同医疗机构可以获取患者以前的就诊情况,包括疾病情况、各项检查化验结果、住院病历等情况,为患者的继续治疗提供帮助。

将医疗机构原有的医院管理系统迁移至云计算终端后,可以对数据进行统一管理。未来随着时间的推移,医疗机构的发展,随时监测系统的存储空间状况,可拓展相关附加功能。

云计算技术最主要的贡献是储存电子病历,智慧医疗服务要以个人电子病历为依据,建立新型医疗信息存储体系。医保、新农合(新型农村合作医疗保障基金)都可以个人电子病历为依据审核报销,医疗事故责任要以个人电子病历的全部数据为依据进行追溯,患者也可以通过个人电子病历了解自身健康状况,这就提供了智慧医疗数据云存储的结构设计基础。

电子病历,又称基于计算机的病案系统,是医院信息管理系统 HIS 发展到一定阶段的产物,是实现医院信息化的关键。智慧医疗应实现医疗机构诊疗的移动化和无线传输化,所以需要建立以云计算技术为框架的电子病历,其主要功能有:存储患者 ID 信息(包括患者姓名、性别、出生日期、电话号码、社保卡号或身份证号、家庭住址等信息),患者生理健康信息及病史信息(如身高、体重、血型、药物过敏、糖尿病、心脏病和高血压等病史)。患者就诊时,医护人员可以随时从云端获取这些信息,方便对患者的诊治,并且将每次诊疗后的相应变化信息,通过云平台修改更新。通过电子病历信息,医护人员还能预测患者探望急诊的频率与概率。极大方便了远地患者的诊疗行为。

电子病历作为医疗机构信息化的核心部分,在现代医护发展中的作用越来越重要。当前医疗机构使用的病历系统存在以下发展瓶颈:数据共享困难,使用不方便;可扩展性差;维护困难;系统运行成本高;病历访问控制和隐私保护有欠缺。而云计算恰好具有数据共享方便、扩展性高、维护简单、成本低等特点。云计算技术可为电子病历提供云端存储,并对电子病历进行分布式存储和管理。通过电子病例和云计算技术的融合,每个人的健康记录和病历能够被完整地记录和保存下来,为医疗机构、患者以及科研单位所使用。

3.1.4　安全类技术

云计算技术在有着诸多优势的同时,也存在着诸如数据机密性、隐私保护、物理安全、恶意攻击防范等安全问题，主要通过技术、管理和服务的相互配合，行成可遵循的安全规范，保障云计算平台的使用环境。

云安全不是单纯的技术问题，只有通过技术、服务和管理的互相配合，形成共同遵循的安全规范，才能营造保障云计算健康发展的可信环境。

智慧医疗的安全类技术主要包括以下几种：云计算平台安全类、医疗就诊环境类、医疗事故纠纷责任认定类、患者疾病信息隐私类和电子病历访问控制类等。

随着智慧医疗的发展，可以解决很多使用传统医院管理系统时所产生的问题，如患者及医护人员的就诊环境问题、医疗纠纷、医疗事故、患者信息隐私等问题。

云计算平台下的安全问题主要包括系统安全、网络安全、信息安全等。通过以下几种方式可以一定程度上解决此类问题：（1）为密码加盐。加盐加密是一种对系统登录口令的加密方式，它实现的方式是将每一个口令同一个叫做"盐"（salt）的 n 位随机数相关联，最大程度地保护密码安全。（2）不良的设计方案。用户界面架构松散，可能会变成无意识的信息泄露平台，造成敏感信息的泄露。（3）多用户数据加密。在云平台上，同一单位多用户应尽量使用不同的密码进行加密，放弃通用密码。（4）尽量摒弃密码自动保存功能。自动保存密码，有可能遭到黑客的攻击导致密码丢失。

相对于传统安全防范技术，利用物联网射频识别技术及无线传输网络，可以实现医疗机构内人员和物品的识别定位，再由门禁监控系统的配合，提高患者以及医护人员的环境安全。

现阶段，患者在不了解自身情况的条件下，经常与医护人员发生纠纷。通过电子病历，可以为患者清晰呈现自身情况，也方便医护人员对症下药。还可以根据电子病历信息的变更情况，医院管理部门、卫生与计划生育委员会进行监管、监督，为查清医疗事故、大夫违规开药等行为提供服务。电子病历还可以提供患者在各个医疗机构的就诊信息和用药情况，避免重复开药，节省开支。

患者的疾病信息隐私问题非常突出，当前情况下，人们只是从法律法规、伦理道德层面去约束，而没有通过技术手段来防止此类问题的发生。在医学教学和研究中，为了满足需求，需要从医疗信息中获取大量的医疗数据，这些数据势必存在着很多患者的个人信息，从而暴露了个人隐私。而基于云计算技术开发的电子病历，可以有效地解决此类问题。在电子病历中，在不破坏病情病况等关键数据的情况下，可以对患者的原始病历进行修改，将个人信息匿名，使得数据既可以隐藏患者的隐私，又能满足相关医疗教育科研人员的日常需求。在修改数据的同时，研究用户访问控制技术，该技术应该支持集中式的权限管理，可以为不同人员开放不同权限，限制访问用户对云端数据库的访问权限。当用户因工作发展等原因发生变化时，系统管理人员，也可以及时更改用户的开放权限。

访问控制是计算机安全领域非常重要的手段，其思想和方法已被广泛应用在获取系统信息服务中,以防止用户在未授权情况下获得访问服务。系统管理人员可以根据用户的不同身份,开放不同的访问权限。用户身份可大致分为:医疗机构的工作人员(包括医生、护士、后勤管理人员等)、医学生、医疗机构的老师、科研人员、医疗机构就诊患者(包括门诊患者和住院患者)、系统开发维护人员等。分配不同的 ID 用户名,医疗机构工作人员、医学生、医疗机构的老师及科研人员,可由相关单位的人事部门、科研教育部门提供名单信息。患者则通过系统就诊的先后顺序自动分配 ID。将各个用户按照不同性质和权限,进行下一步划分,设立如医生组、护理组、教学组、学生组、患者组等不同用户组,简化工作流程,更方便高效的管理。在不同用户组中,设立多样化的开放获取权限,例如医疗机构的负责人、科室主任、护士长、住院医师、药剂人员、检验科人员等不同部门的相关人员,教研单位的教授、副教授、讲师等。

3.1.5　融合类技术

目前各个医疗机构,有自己的医疗管理平台,存在着标准不一、信息不共享、结果不互认、业务协同难等问题。智慧医疗的应用,要解决各个医疗机构之间的业务流程管理问题,消除信息孤岛,促进信息数据的融合,信息共享和业务协同。整合各医疗机构卫生信息资源,以电子病历为整合中心实现包括患者电子病历的连续记录,不同区域医疗机构信息共享,患者与不同医疗机构的医护人员进行生理健康数据的信息交互和传递,同一患者的电子病历的获取、查阅、修改等,不同区域的患者健康数据无法交互等问题。

由于各个医疗机构使用自己的医院管理系统、患者 ID 认证、电子病历等信息,使得患者与医护人员,很难通过之前的既往病历,进行精确的患者生理健康数据信息的传递与交互。

信息融合是对多形态的数据进行多层次、多方位的处理。不同医疗机构的信息系统间存在异构性,数据管理的模式与规范等不同造成了不同模式的信息组织。患者大病历的建立,往往也是独立存在于各个医疗机构,无法实现患者病历系统的共通,导致重复检查重复消费,易耽误病情。

基于此原因,可以使用患者主索引(Enterprise Master Patient Index,EMPI)技术。该技术以患者基本信息为检索目录,在不同的医疗机构中,将患者唯一的 ID 信息有效地关联在一起,确保同一患者在不同医疗机构管理系统中的个人生理健康数据的完整性和精确性,实现各个管理系统间联动性。运用患者主索引技术,可以实现各个医疗机构间的资源共享、电子病历的共同获取及修改信息等功能。研究分布式的索引服务模型,建立多层处理技术架构,使不同层次之间的应用相互透明,从而形成支撑跨域的平台索引服务体系。

面对跨区域的患者病历与健康信息分散、医院管理系统的不同、医疗病历数据量巨大等问题,可以基于电子病历数据共享和跨区域医疗机构管理系统的技术,建立协同管理平台,实现服务流程和业务流程的动态触发,实现跨域服务业务的自动化和流程化,实现跨域业务与局部业务的透明共享和平滑集成,完成高效、快速、低成本的跨域业务协同。

临床文档结构(CDA)是制定以交换文档为目的的一种指定结构和语意的文档标记标准。临床文档中包括观测、服务等。它具有持续性、可操作性、可鉴定性和整体性等特点。CDA 可以定义很多信息对象,如文本、图像、声音等内容。CDA 使用 XML 语言,并且继承了卫生信息交换标准(Health Level 7)发布的数据类型。

以卫计委电子病历为基础,以临床文档结构为框架,以规范的医疗数据为模型,组建可跨区域使用的协同管理平台。在平台中可以为不同的医疗机构,按照不同的需求,设计个性化操作模块,并且可通过在线网络,更新服务软件,来适应未来的发展需要。

跨区域医疗机构,通过以统一标准建立的协同管理平台,以患者主索引技术构建的索引服务体系,有效提升现有各医疗机构的协同工作效率,通过在线服务升级管理平台,灵活适应不断发展的各种需求,为跨区域的医疗机构提供全面的信息共享服务,帮助提高跨区域医疗机构间的协作水平和工作效率,从而为患者提供更加优质、可靠的医疗服务。

智慧医疗的实现,需要通过感知类、通信类、信息类、安全类和融合类等技术的结合,以这些技术为框架,利用智能可穿戴设备、无线网络、云计算、访问控制系统等技术,构建新型患者-医疗机构体系,达到患者与医护人员可随时获取并且交互信息数据,有效地解决用户健康自我监测、远程医疗、电子病历等问题。这是建设新型医疗体系的新方向,智慧医疗技术的发展,将为医疗领域提供智能化、高效化,让医护人员更能贴近人们的生活,为医疗技术的发展提供新技术、新动力。

3.2 产业链环节

尽管当前人们对"智慧医疗"有着不同的诠释,但不可否认的是,"智慧医疗"依然建立在不断发展的信息化技术的基础上。而医院的信息系统建设是实现"智慧医疗"的基石。在医院的信息系统建设中,信息技术起到了重要的作用,在促进自身进步的同时,也使医学科学技术得到进一步提升,推动了"智慧医疗"的建设。从信息处理流程来分,信息化技术主要包括信息采集技术、信息处理技术、信息传输技术和信息挖掘技术。

3.2.1 信息采集

信息采集是指获取原始数据的过程,而原始数据即所有信息化系统的源头和基础。医院信息化是一个复杂的系统工程,存在着各种各样的信息,除了基本的行政与业务管理方面的信息外,获取最多的,便是与医疗相关的各种信息。通常,在临床诊断的过程中,伴随着诊疗的进行会产生大量的原始数据。从本质上而言,医院信息系统的建设包含了对数据和信息的采集、处理、存储、传输、分析与决策等一系列的功能。

1. 医院信息的类别

医院是信息量最为巨大的单位之一,各个医疗和管理环节相互交叉且相互共享。医院信息管理系统采集的信息主要分为三类:病患的临床诊疗信息、病患的医疗费用信息以及医院自身的资源管理信息。具体来讲,患者的临床诊疗信息包括患者的个人信息、患者的住院信息、诊断信息、手术信息、检查结果、医嘱等;患者医疗费用的信息包括在诊疗中的处置费用、检查费用、手术费用、护理费用、药品费用等;医院的资源管理信息则包括药房信息、住院区域病床信息、医疗设备信息等。

2. 信息采集的方法

随着科学技术的进步,信息采集技术的方法越来越多样化。传统的信息采集方法包括各种形式的磁卡、IC 卡、条形码、键盘录入的方式等,随着信息采集技术的发展,利用传感器、电子标签以及仪器设备输出端采集信息的方法获得普及,如今,电子病历这种新型的信息采集方式开始蓬勃发展。将采集所获得的数据送入计算机进行再处理,从而实现源数据的存储、加工、整合、共享等。本节将介绍几种医院主要应用的信息采集方法。

(1) 磁卡与条码

磁卡是一种卡片状的磁性记录介质,主要利用磁性载体来记录字符与数字信息,也可以用来进行身份的标识。由于磁卡具有成本较低、使用方便、易于管理等特征,很早就在国民生活中广泛使用。根据材质的不同,磁卡可分为 PET 卡、PVC卡、纸卡三种;根据磁性构造的不同,磁卡又可被分为磁条卡和全涂磁卡两种类型。磁卡是最早被医院使用作为信息载体的途径之一,通常情况下,磁卡需要与读卡器配合使用,同时还需要有计算机等设备的支持。磁卡挂号自 20 世纪 90 年代开始在医院信息管理系统中普及,是医院最早开始使用的信息采集方式之一。门诊病人挂号时,医院会为其办理一张磁卡,该磁卡记录了门诊号的数据,病人可凭借该卡中的数据进行复诊挂号、信息查询、缴费等,同时,该卡也记录了病人就诊过程中的诊断、检查、手术、住院等医疗费用使用情况信息。

条码技术即条形码技术,是由一组反射率相差很大的黑条和白条组成的平行线图案,依据相关的技术标准以及一定编码规则用来表达信息。条码技术包含编码、印刷、识别、数据采集与处理等过程,硬件主要包括条码阅读器、条码打印机以及条码标签。条码技术在医院信息管理与实验室信息系统中得到了充分的利用。在医院病房工作站,条码技术用于记录住院病人的标本采集信息;在抽血站,条码技术用于记录病人的样本采集信息;在标本处理室,条码技术用于记录标本检验的结果信息;在实验室工作站,条码技术用于记录门诊化验室等实验室中的仪器及各类检验报告等。由此可见,条码技术在医院信息管理中被应用于标本采集和检验的各个环节中,也在医院信息采集的过程中起到了重要作用。

(2) 仪器设备

随着电子技术的不断发展,传感器作为机器感知物质世界的媒介,可以感知热、力、光、声等信号。传感器按一定规律将感知到的信号变换为电信号或其他形式的信息输出,为医院信息系统提供了原始的数据。医疗传感器的节点和监护基站共同组成了家庭或病房的无线传感器网络,这样的网络聚集可以组成社区监护网络或医院监护网络。

如今,传感器的节点形式多种多样,在医疗过程中的作用也更为显著。首先,传感器可以被用来检测病患信息,如心脏病人手术前使用传感器来检测心内压力,在心血管疾病诊疗过程中使用传感器检测血液的粘度以及血脂含量等。其次,传感器在临床护理中采集手术前后的病人信息,如病人的体温、脉搏、血压、呼吸频率等生理参数。最后,传感器可以利用其检测到的生理参数来协助诊疗活动,也为医院信息管理提供了大量的临床原始数据。

在传感器得到普遍应用的同时,医院所提供的医疗器械检查也成为信息采集的一项重要来源。医院所提供的器械检查项目包括 B 超、CT、心电图等医学影像等。检查后生成文字及图像报告单是医生诊疗的依据之一。通过医疗器械检查,不同的患者会生成不同的报告单,这些生成信息不仅可以协助医生做出合理诊断,还可以作为患者病史信息记录被加以存储,以便在今后的就医过程中被调取使用。

(3) RFID 电子标签

RFID 电子标签是一种把基于射频基础的集成芯片封装到塑料基片上构成的新型的电子卡片。RFID 电子标签是一种非接触式卡,与读卡器的非接触距离从几毫米到一百米以上。不仅如此,RFID 电子标签还具有存储量大、操作快捷、可靠性高、使用寿命长、使用范围广等特点,因此得到了广泛应用。RFID 电子标签的数据采集需要依靠两部分内容:阅读器以及电子标签。阅读器发射射频信号,电子标签将自身存储的信息通过内置天线发送给阅读器,阅读器将采集到的信息传给计算机进行存储和处理,对数据进行解密、校对等工作后,完成信息采集。使用 RFID 电子标签,可以为医院的所有医疗资源提供身份标识,对其行踪进行管理,从而提升医院信息管理的效率。

（4）电子病历

伴随着新技术雨后春笋般的涌现,以往的技术仍在应用,而新技术的优势又日趋明显,此时,新旧技术的交叉使用便会常常发生,电子病历即为多种技术的结合产物。电子病历包括了病人到医院就诊治疗整个过程的原始记录,具体包含有诊疗记录:如检查结果、医嘱、手术记录、护理记录等信息。电子病历数据量大,内容丰富,在文本记录的基础上,还包含了医学影像资料、检查结果列表等方式。因此,电子病历信息通常使用分布式的采集技术,面对不同格式的病历信息,使用不同的信息采集方法。

① 医学图像的采集

PACS 代表影像归档和通信系统,该系统可以全面解决医学影像的获取、显示、存储、传输和管理的一系列过程。PACS 包含图像采集系统,该系统主要负责从医疗仪器设备中采集医疗图像信息到 PACS 中。

② 检验数据的采集

LIS 指的是检验科信息管理系统,该系统可以支持检验科的资源设备、人员、财务等方面的管理和检验信息的收集、存储、传输等过程。通常,LIS 通过 RS232 串口与检验设备相连,当检验过程完成后,检验数据将被传输到 LIS。

③ 心电信号的采集

心电图是电子病历的组成部分,也是诊断心脏类疾病的重要依据。心电信号的采集主要靠心电采集仪完成。以往在心电采集仪测量后医务人员会将所采集到的心电信号信息打印在一张纸上,伴随着医院信息化的发展,许多心电采集仪已经具有了数字化输出的功能,可以通过串口将信号传入信号采集软件,从而得到病人的心电图信息。

3.2.2　信息处理

在完成信息的采集后,人们往往需要对采集到的信息进一步地加工处理,使得信息更准确、更有效的同时,对信息进行分析、传输、交换和共享。这里的信息处理指的是信息预处理的过程,信息预处理主要包括信息标准化和信息融合技术。

1. 信息标准化

在“智慧医疗”的建设过程中,信息标准化是实现跨区域的医疗协调和合作的关键。医疗信息标准化是指基于科学原理和实践经验,对医疗信息中一系列信息技术的统一化和规范化处理。目前,虽然医院管理系统被全国各地医院广泛使用,但由于各医院系统投入使用的时间不同,软硬件配置不一致,数据格式存在差异,使得各医院信息的共享存在一定的困难。为了解决这个问题,必须更加重视信息标准化,为所有共享的医疗信息制定统一通用的标准。

（1）医疗信息的标准

① 医疗信息交换标准

HL7 标准是网络开放系统互联模型（OSI）应用层的医学信息交换标准，HL7 标准包含了门诊诊断、住院记录、药房记录、收费记录、临床试验等信息范围。HL7 标准可以在医院内部的各个信息系统之间完成多患者病历、检查结果、医生诊断、医疗费用结算信息等多种信息的交换，也可以使信息管理系统与医院的各种仪器设备直接连接进行信息交换，还可以在定义了统一的通信协议接口标准后，完成单位之间的信息交换。

我国于 2000 年成立了 HL7 中国委员会，2003 年 HL7 第三版正式发布，第三版提出了以模型驱动为标准的新式开发方法，也更加明确了信息交换的体系结构。HL7 第三版标准的制定采用了面向对象的方法，信息标准的层次结构为：参考信息模型（RIM）、业务域信息模型（D-MIM）和主题信息模型（R-MIM）（见图 3-1）。

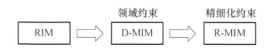

图 3-1　HL7 信息标准模型

② 医学影像通信标准

DICOM 为医学数字成像和通信标准，也是在医疗诊治活动中已经被世界各国所认可的医学影像的存储及传输标准。在 DICOM 标准产生之前，由于兼容性的限制，医院只能购买特定厂家提供的设备接口才能获取特定的数字影像。DICOM 为影像及相关信息的交换格式与交换方法提供了标准。基于此标准，医学数字影像可以在信息管理系统与设备之间更好地传输交换，如超声设备、CT 设备等。同时，DICOM 作为 PACS 的通信标准，也使得不同地区的医院之间可以更方便地交换医学影像信息。

1993 年，美国放射学会与美国国家电子制造协会发布了最新的 DICOM3.0 标准，该标准在制定的同时也充分考虑到今后的可扩展性以及可扩充性。目前，DICOM3.0 标准主要由 14 部分组成，分别为：介绍与概述、一致性、信息对象、服务类说明、数据结构和语义、数据字典、信息交换（网络操作）、网络支持（TCP/IP&OSI）、点对点通信、介质存储和文件格式、存储应用卷宗、介质交换用的物理介质和格式、支持点对点通信的打印管理、灰度图像的标准显示功能。

③ 医疗健康信息集成规范

IHE 是医疗信息系统集成规范的缩写。IHE 是由医学专家和医护工作者、相关政府部门、信息技术专家和企业为改善医疗信息系统间的信息共享而创建的。IHE 被用来确保病患在医疗诊断过程中产生的医疗信息的实用性和准确性，整合与提升已有标准(如 HL7、DICOM)的协同工作效果,为患者提供最佳的诊疗服务。

IHE 提供了标准整合的基本框架。首先,IHE 实现了一套现行的医学标准集,为实现医院信息化中的功能整合与集成提供规范。其次,通过 IHE,系统间的交互将更容易完成,各医院也可以对信息进行更有效的利用,从而实现医院中的信息无缝传输,提升医院的医疗服务质量。目前,IHE 已经形成如 IHE 信息基础设施技术框架、IHE 放射学技术框架、IHE 实验室技术框架、IHE 心脏病学技术框架等多领域的技术框架,同时,更推出了一系列新的集成规范。

(2) 临床术语系统的标准

① SNOMED CT

医学系统命名法——临床术语(Systematized Nomenclature of Medicine—Clinical Terms, SONOMED CT)是当前国际上广泛使用的一种临床医学术语集,主要用于临床数据的标引、存储、检索以及分析、组织病历内容等,是医疗信息交换的重要工具。SNOMED CT 由概念、词汇和语义关系组成,唯一的识别标识对应每一个概念,同时,SNOMED CT 不再使用词条的方式表示术语,而是采用概念的形式。目前中文 SNOMED CT 的电子版包含约 14.6 万词条以及 11 个模块,模块分别为解剖学、形态学、功能、化学制品药品和生物制品、物理因素活动、职业、社会环境、疾病/针对、操作、连接词/修饰词。

② LOINC

观测指标标识符逻辑命名与编码系统(Logical Observation Identifier Names and Codes, LOINC)是由 Regenstrief 研究院负责和维护的临床词表标准。LOINC 数据库的创建促进了临床观测指标结果的交换与共享,使其更好地服务于临床医疗护理、患者管理以及科学研究工作。LOINC 数据库提供了一套通用的标识码和名称,用于对临床观察指标和实验室检验项目的结果进行标识。LOINC 数据库的构建依据的是一个六轴概念模型,六轴对应组成 LOINC 的六个数据库字段,分别为成分、属性、时间特征、体系、标尺、方法。

③ ICD

国际疾病分类(International Classification of Diseases, ICD)是根据不同疾病的特征,按照规则将疾病分门别类,并用编码的方法来表示系统。在 ICD 中,所有健康状况都有专属的分类,其中最长含 6 字的编符。ICD 分类主要依据四个特征,分别为病因、部位、病理和临床表现(如症状、分型、性别、年龄、发病时间等)。ICD 分类的基础是对疾病的命名,因此,分类和命名之间存在着对应关系。当一种疾病名称对应一个编码,那么编码就唯一表示了这种疾病的所有特征。

(3) 我国卫生信息标准化现状

信息标准化对于跨区域的医疗合作交流有着积极的作用。近些年来,政府部门陆续采取措施促进信息标准化的发展,如启动有效的医疗信息标准、加大医疗信息标准化工作的投入等。自 2004 年以来,一系列的卫生信息标准理论与实践研究开始启动,2008 年《卫生监督信息基础数据集标准》和《居民健康档案基本数据集标准》研究正式启动,2009 年《医学数字成像和通信标准(DICOM)3.0》等 7 项标准研究工作启动,2011 年原卫生部制定与颁布了以电子病历和电子健康档案为核心的包括《基于电子病历的医院信息平台技术规范》《电子病历系统功能应用水平分级评价方法级标准》《卫生信息数据元值域代码》《城乡居民健康档案基本数据集》等 70 多项标准。

2. 信息融合技术

在信息标准化的基础上,信息融合技术可以将多种类型的信息和数据加以分析和处理,从而满足用户需求,协助用户完成判断、决策等任务。医疗的信息融合技术主要包含了信息采集、信息处理、信息监测、信息识别、临床医学等多种技术。

(1)医疗数据融合模型

目前,医疗数据融合的研究方向主要集中于如何对采集的信号进行除噪和识别。经典的数据融合模型一般分为三个层次,分别为数据层、特征层和决策层,三层模型结构又由四类模块组成,依次为信号预处理模块、特征提取模块、模式识别模块、协同判决模块。

(2)医疗数据融合技术

① 信号预处理技术

信号在采集和传输的过程中经常会受到各种噪声的干扰,信号的预处理主要用于对信号精准度的提高上。在保证信号质量的前提下,最大程度地去除噪声的干扰。医疗器械在检查过程中所获取的生理信号也很容易受到干扰,因此,这些生理信号的预处理也对患者的疾病诊断有着重要的作用。近些年来,比较有代表性的信号预处理技术主要包括数字滤波法、变换域滤波法、自适应滤波法、人工智能法。这四种信号预处理方法各自有着不同的特点,在信号除噪的过程中,通常需要根据具体情况选择最合适的预处理方法。

② 特征提取技术

信号的特征提取技术多被用于脉搏检测、脑电图、心电图的波形信号当中。信号特征提取的准确性、可靠性、有效性对于疾病诊断具有重要的作用,但是目前,大多数的信号提取仍主要依据临床经验以及实验结果。在当前的临床诊断过程中,心电信号主要采用信号的时域特征和变域特征进行提取。信号的时域特征算法主要包括数字滤波法、小波变换法、神经网络法等;而信号提取的变换域特征主要有各类的频域参数和变换参数等。目前,时域特征与变域特征经常被同时使用来降低信号特征提取难度,同时提升信号特征的提取效率。

③ 决策级数据融合技术

在信号预处理和信号特征提取的基础上,近些年来,决策级数据融合技术开始成为研究人员新的研究重点。决策级数据融合技术分别基于临床经验与样本数据两方面进行研究。基于临床经验的数据融合技术主要包括单体征诊断识别技术与多体征协同判决技术;基于样本的数据融合技术主要包括基于神经网络法(NN)的智能识别技术和基于支持向量机(SVM)的智能识别技术。从技术角度而言,基于样本数据的决策级数据融合技术性能优于基于临床经验的决策级数据融合技术,因为前者拥有更高的精准度,使临床的诊疗过程更为简单快捷。与此同时,伴随着医用数据库的发展,基于样本数据的决策级数据融合技术也将获得进一步的改善与提升。

3.2.3 信息传输

信息传输的过程主要指信息的存储与传输技术。随着信息采集方式的不断多样化,所获取的数据形式也变得更加复杂。医疗信息存储、传输的技术通过无线技术与数据压缩技术实现,而无线技术则主要指无线与传感器结合而形成的无线传感网技术。

1. 无线传感网技术

(1)无线传感网技术概述

无线传感网络是传感器技术、通信技术与计算机技术结合的产物。它是一种多跳网,是由大量的无线传感器节点协同组织起来的互连系统。这些节点拥有无线通信、数据采集、数据处理、协同工作等一系列功能,还具有便携性、易部署性、自组织性、可扩展性等特征。无线传感网中的节点通过相互协作来进行信息获取,完成用户指定的任务。

无线传感网在医疗卫生领域主要应用于患者的诊断、检测、药物管理、生理数据的远程监控等方面。在医学临床诊疗过程中,如果在病人身上安装医用的传感器,通过无线传感网,医生便可以随时监控并获取病人的情况,如有异常可及时对病情进行处理。不仅如此,无线传感网还可以用于病人日常生活中的各种生理数据的监控与收集,通过这些监控内容,医生可以为病人制定更适宜的治疗计划。

(2)无线传感网的体系结构

① 无线传感网节点

无线传感网络的节点通常由电源、传感器单元、数据处理单元和无线收发器四部分组成。组成部分具体的作用为:电源为传感器提供使用所需要的能量,传感器单元主要完成数据的采集工作,数据处理单元对采集的数据进行处理、无线收发器完成传感器节点之间的通信与合作。

② 无线传感网构成

无线传感网络体系结构主要包括监控服务器、互联网、监控区域、传感器节点等部分。在传感网络中,节点散布在监控区域当中,节点通过多跳中继的方式传输监测数据,借助建立的链路传输数据集中处理。

③ 协议栈模型

无线传感网协议栈由应用层、传输层、网络层、数据链路层和物理层组成,每层的功能与互联网协议栈对应层的功能非常类似。不仅如此,无线传感网协议栈还包括任务管理平面层、移动管理平面层和能量管理平面层。

④ 远程医疗网络体系

远程医疗网络体系主要包含无线传感器节点、监护基站(BSC)、区域无线网络、个人无线网络、无线设备等。传感器节点控制传感器采集生理数据,通过无线网络将数据发送至监护基站,监护基站将数据进行存储处理后,通过互联网及网络设备将数据传送至医院的相关部门。医务人员在查看分析数据后,提供诊疗意见,从而实现远程医疗。

(3)无线传感网在医疗中的应用

① 病人的跟踪定位

在已构建的无线传感网络中,将传感器安装于病人身体的部位,便可开始与服务器进行相关数据的传递工作。医护人员也可以通过传感器采集到的数据来判断病人所在的位置。特别是发生紧急情况时,对病人所在地理位置的跟踪定位可以方便医务人员尽快赶赴病人所在位置进行急救。同样,如果医护人员随身携带传感器,病人也可以更方便地找到医生来寻求医疗服务。

② 病人生理数据的远程监控

无线传感器节点会将采集到的病人生理数据传回监护中心,监护中心根据接收到的病人的生理数据情况对病人病情进行诊断,从而制订合适的治疗计划。同时,利用传输回的生理数据,医务人员可以尽早对病人病情做出预先判断,为病人提前制订相关的疾病预防计划;也可以及时地监护病人情况,为病人提供更好的医疗服务。

③ 药物使用情况的管理监控

传感器可以对药物特性进行识别。如果将传感器和药物相结合,在病人用药时,传感器将会对所用药物进行判断识别,从而有效地降低了药物被病人错误使用的概率。医生还可以通过调取病人用药的管理监控记录来了解病人以往病情的治疗方案,为病人最新病况的诊断提供参考和借鉴。不仅如此,药物使用情况的管理监控也为不熟悉医药卫生知识的多数病人提供了更好的保障性服务。

2. 数据压缩技术

在远程医疗服务中,数据的传输过程通常会包含大量的图像信息。数字化的医学图像不仅扩宽了医学图像的适用范围,而且也为医生的临床诊疗提供了依据。由于数字医学图像与普通数字图像相比,具有量化级多、分辨率高的特点,因此,其庞大的存储量以及传输速率较低等问题也逐渐显露出来。解决这类问题通常会采用两种方法:首先,增大数据存储的容量,扩大传输介质的带宽;其次,对数字医学图像进行压缩处理后再进行传输。特别是在网络传输技术不断发展的前提下,医学图像压缩技术在传输过程中显得更为重要。

(1) 医学图像压缩的特点

医学图像通常需要占用比较大的存储空间,因此,对其进行压缩就越发势在必行。由于医学图像自身的特殊性,医学图像的压缩主要有以下特点:

① 诊断信息的完整性。在临床诊断的初期,医生的主观判断很大程度上会受到医学图像的影响。在医学图像压缩的过程中,细微的数据损失都可能对医生临床诊断结果产生影响,因此,在图像压缩中,保证诊断参考信息的完整性有着重要的意义。

② 渐进编码。渐进编码技术可以使尺寸较大的图像在带宽较窄的信道中传输,随着接收到的码字的增加逐步显示为完整的图像。这样,在图像还未完全显示出来的时候,医生便可在较短时间内完成浏览并决定是否使用该图像信息。

③ 感兴趣区域编码。在后面的医学图像压缩方法中我们将具体介绍有损压缩与无损压缩,在编码时,对感兴趣的区域采用无损压缩,对其他区域采用较高压缩比例的有损压缩,从而提高所需图像的质量。

④ 容错性。使用无线通信信道传输图像时,会有传输误码的概率,所以,在正常的码流中需要提供容错性,从而保证传输图像的准确性。

(2) 医学图像压缩的方法

基于在图像压缩过程中图像质量是否存在损失,图像压缩方法可以被分为无损压缩和有损压缩两大类。无损压缩是指压缩后的图像与原图像完全相同,压缩过程中没有任何信息的损失。无损压缩可以保证压缩后图像的质量,但是压缩比较低。同时,无损压缩的算法一般分为两大类:基于字典技术的数据压缩和基于统计概率的数据压缩。有损压缩是指压缩后的图像与原图像相比,丢失了一部分信息量,即图像压缩后会有一定程度的失真。有损图像压缩的使用建立在压缩后的图像可以满足用户需求的前提下,并且通常会建议在有损压缩过程中使用相对较高的压缩比。有损压缩技术被广泛应用于语音、图像和视频等数据的压缩。

有损压缩与无损压缩算法在设计以及实现中都有着很大的出入,因此,人们开始寻找一种可以将两者优势综合利用的压缩技术,JPEG2000 的出现很好地满足了这样的需求。

(3) JPEG2000

JPEG2000 标准为医学图像压缩提供了新的特征。JPEG2000 将原来 JPEG 的四种模式(顺序模式、渐进模式、无损模式和分层模式)集合在一个标准之中。JPEG2000 放弃了 JPEG 所采用的离散余弦变换为主的区块编码方式,转而采用以小波转换为主的多解析编码方式。JPEG2000 将 JPEG 编码方式与 JBIG 编码方式统一起来,成为了适用于各种图像的通用编码方式。JPEG2000 标准的核心算法是 EBCOT。EBCOT 与早期的嵌入式图像压缩算法有着紧密的关系。这些算法包括 EZW 算法、SPIHT 算法、LZC 算法。

JPEG2000 由 13 部分组成,分别为图像编码系统、拓展系统、动态 JPEG2000、一致性测试、参考软件、复合图像文件格式、技术报告、JPSEC、JPIP、JP3D、JPWL、增补部分、JPEG2000 编码器标准化。目前,JPEG2000 在包括互联网、打印、扫描、数字图像、医疗图像等方面得到广泛应用。

3.2.4 信息挖掘

伴随着医疗信息化的发展,许多医院都建立了自己的信息系统(HIS)。医院信息系统在运行的过程中通常会产生大量的数据,这些数据涵盖所有医疗活动中产生的文字、图像和声音信息等内容。如果可以将这些数据加以开发,提取出数据中隐含的知识和规律,便可以为医院信息化的管理提供更科学的信息支持。信息挖掘技术可以很好地解决这一需求,不仅可以为医院的日常工作提供更完善的信息辅助,也可以为医学研究提供更强有力的数据支撑。

1. 医院信息资源的特点

医院数据库内包含着丰富的信息资源,如电子病历、检查记录、医学影像、化验记录、费用数据等,这些信息资源也有着不同的特点。首先,医学信息的原始数据包含医学影像、诊断记录、检查数据等,具有多样性;其次,医学信息的原始数据产生于临床诊疗过程中,因此难免会涉及到病人的私人信息,在数据挖掘中,需要保护就诊者的隐私,确保病人信息的安全性;最后,医学数据还具有冗长性,由于每天都会有大量的信息被存储至医院的数据库,这些信息中难免有重复、矛盾等数据,这些数据都需要再经过过滤、筛选等处理才可以正常使用。

2. 信息挖掘概述

信息挖掘一般是指从大量的数据中通过算法发现其中隐藏信息的过程。信息挖掘的对象是数据库。信息挖掘通常涉及计算机科学、统计学、情报检索等多学科的内容,目的是通过对积累的数据进行统计、分析、归纳、总结,为医院决策提供辅助信息,协助预测未来的发展趋势。

3. 医学信息挖掘的产业链典型应用技术

① 信息的预处理技术。如上文介绍的,在医学信息中包含了不同种类的医学信息资源,这些原始的资源存在着噪声、冗余和不完整性等特点。因此,在进行数据挖掘前,需要对数据进行过滤、筛选、转换等预处理,从而提升进行挖掘的信息质量。

② 信息的融合技术。在信息挖掘前,采用不同的技术对各种形式的数据进行处理,将其归类总结,实现同类信息的融合,这样更有利于信息挖掘的进行。

③ 有效的挖掘算法。信息挖掘的方法包括分类算法、聚类算法、关联算法、决策树算法、神经网络算法、遗传算法、不确定性推理等,数据发掘系统采用何种算法主要取决于需要解决的问题和数据的类型。在信息挖掘中,经常被选择使用的关联规则算法为 Apriori 算法。

4. 医院信息挖掘的一般过程

在信息挖掘的过程中,医院的信息挖掘依旧遵循一般知识的发现过程,通常分为以下几个步骤:

① 确定信息挖掘的目标。在进行信息挖掘之前,首先要确定信息挖掘的目标和预期得到的结果。

② 建立医学数据挖掘库。在得到最终的结果前,需要建立一个可以完整记录病人临床诊断信息的数据库,其中应该包含足够数量的病例内容,从而使得信息挖掘可以得到有效的结果。

③ 数据预处理。由于医学数据的模式具有多样性、冗余性、不完整性等特点,在进行信息挖掘前,需要对各种类型的数据进行预处理。数据的预处理一般包括去除噪声、消除重复记录、完成数据类型转换等。

④ 分析数据。分析数据主要指对数据进行深入调查,从而理清各类数据之间的关系,找出数据的规律。同时,依据问题和需求对数据进行增加或删减,提升挖掘过程的有效性。

⑤ 信息挖掘。这是信息挖掘过程中最关键的步骤,这一步骤包含建模技术的选择、检验程序的确定以及模型的建立与评估。在算法的选择上要考虑数据的特点以及用户和系统的需求,从而做出最佳的选择。

⑥ 解释与评估。挖掘算法会挖掘出许多结果,这些结论中,可能存在冗余或者没有价值的模式,这时候我们会将其删除,保留有效的、有用的模式。对信息挖掘的结论进行解释,并与最初的挖掘目标相比较,选择最佳的结论。

⑦ 结论的应用。将最终选择的结论进行应用,在应用过程中,需要有计划地控制和实施,并及时解决实施过程中出现的问题,加以记录作为参考,从而提升今后的工作质量。

5. 信息挖掘在医院管理中的应用

（1）辅助医疗决策

临床医疗诊断是医生在获取有效信息后做出的疾病推断过程,信息挖掘可以在数量庞大的病案数据库中挖掘出隐藏的、有参考价值的信息。决策树算法具有效率高、简单易懂等特点,因此通常被用来处理海量信息。决策树算法在临床医学中被广泛应用,可以用来对疾病进行分类,也可以用来对信息进行筛选,从而制定合理的治疗方案。另外,将神经网络、遗传算法等方法与医疗决策系统相结合。举例说明,ErnaKentala 等人从赫尔辛基大学附属医院的鼻神经专家系统数据库

ONE 中提取前庭区与头晕有关的 6 种发病人数较多的疾病资料,分别为 6 种疾病建立不同程度和规模的决策树,从而提取诊断规则,获取有效信息。

(2) 医疗资源利用评价

医疗资源包含了如医护人员、医疗设备、医疗技术、医疗物资等。如果这些医疗资源不能得到合理的分配利用,医院的医疗水平将会大打折扣。因此,合理的对医疗资源进行分配、优化,将会给医务人员和病患带来极大的便利。信息挖掘技术可以有效地解决这一问题,同时,决策树算法也已经被广泛应用于医疗资源情况的研究分析当中。不仅如此,医院还可以通过对病患的个人信息进行分析,有针对性地采取措施来提升各门诊的服务质量,通过对病人就医时间的分布,减少病人就医的排队时间,提升病患的就诊质量。与此同时,通过对病患就医信息的挖掘,对未来就诊以及住院信息进行预测,对医疗资源提前进行合理的调配,最大程度地满足病患的就诊需求。

(3) 医疗费用构成评价

医疗费用分析对于医院今后的医疗活动具有参考和调控的作用,医院在不断提升服务质量的同时,也有着提升自身医疗收益的需要。医疗费用信息主要包括医药费、护理费、手术费、化验费、检查费、住院费等方面,对医院各个科室及每个病人的医疗费用数据进行挖掘,将数据挖掘的因子分析法应用到消化系统疾病患者的医疗费用分析中,所得信息可以对医院今后的医疗费用管理提供借鉴。在数据挖掘过程中,使用聚类算法可以对数据进行分析,依据分析结果查看各科室的医疗费用是否超标,实现对医院科室费用的监管。同时,对整个医院及各科室同期的门诊量和费用进行分析,了解医院收益提升或下降的原因,及时做出改善和调整。

(4) 医学科研领域应用

近些年来,信息挖掘技术逐渐被应用于医学科研领域,如基因研究、药物开发等方面。在基因变异规律的研究中,基因的分布和特征种类繁多。在数据挖掘技术中,人工智能聚类方法被用来进行样本数据的分析利用,构建相应的统计指标。将信息挖掘技术应用于药物的开发设计中,可以有效地缩短开发时间。

这一章主要介绍了"智慧医疗"建设过程中的产业链环节,从信息化技术处理流程出发,具体介绍了信息采集技术、信息预处理技术、信息存储与传输技术、信息挖掘技术。对关键信息技术及其应用进行了总结,从而为更好推动"智慧医疗"的发展。

3.3 产业政策

2015 年是我国智慧医疗产业发展的政策年,其相关的发展得到了国家领导层的高度重视,国务院、国家卫计委等先后出台了多项有关推动智慧医疗产业蓬勃发展的政策法规。

政策名称	发布单位	政策解析
全国医疗卫生服务体系规划纲要(2015—2020 年)	国务院办公厅	国务院办公厅关于印发全国医疗卫生服务体系规划纲要(2015—2020 年)的通知(国办发〔2015〕14 号),纲要提出到 2020 年,实现全员人口信息、电子健康档案和电子病历三大数据库基本覆盖全国人口并信息动态更新,全面建成互联互通的国家、省、市、县四级人口健康信息平台,并积极推动移动互联网、远程医疗服务等发展。
国务院关于积极推进"互联网＋"行动的指导意见	国务院办公厅	近年来,我国在互联网技术、产业、应用以及跨界融合等方面取得了积极进展,已具备加快推进"互联网＋"发展的坚实基础,但也存在传统企业运用互联网的意识和能力不足、互联网企业对传统产业理解不够深入、新业态发展面临体制机制障碍、跨界融合型人才严重匮乏等问题,亟待加以解决。为加快推动互联网与各领域深入融合和创新发展,充分发挥"互联网＋"对稳增长、促改革、调结构、惠民生、防风险的重要作用。
国务院办公厅关于推进分级诊疗制度建设的指导意见	国务院办公厅	建立分级诊疗制度,是合理配置医疗资源、促进基本医疗卫生服务均等化的重要举措,是深化医药卫生体制改革、建立中国特色基本医疗卫生制度的重要内容,对于促进医药卫生事业长远健康发展、提高人民健康水平、保障和改善民生具有重要意义。为贯彻落实《中共中央关于全面深化改革若干重大问题的决定》和《中共中央国务院关于深化医药卫生体制改革的意见》精神,指导各地推进分级诊疗制度建设。
关于推进医疗卫生与养老服务相结合的指导意见	国务院办公厅	贯彻落实《国务院关于加快发展养老服务业的若干意见》(国发〔2013〕35 号)和《国务院关于促进健康服务业发展的若干意见》(国发〔2013〕40 号)等文件要求,进一步推进医疗卫生与养老服务相结合。
关于推进医疗机构远程医疗服务的意见	国家卫生计生委	为推动远程医疗服务持续健康发展,优化医疗资源配置,实现优质医疗资源下沉,提高医疗服务能力和水平,卫计委提出要加强统筹协调,积极推动远程医疗服务发展,明确服务内容,确保远程医疗服务质量安全,完善服务流程,保障远程医疗服务优质高效,加强监督管理,保证医患双方合法权益。
关于全面推进国家新型农村合作医疗信息平台建设工作的通知	国家卫生计生委	为贯彻落实国家卫生计生委、财政部《关于做好新型农村合作医疗跨省就医费用核查和结报工作的指导意见》(国卫基层发〔2015〕46 号),以下简称《指导意见》的有关要求,尽快发挥国家新型农村合作医疗信息平台(以下简称国家新农合平台)在新农合业务运行监控和跨省就医管理中的重要作用,我委决定全面推进国家新农合平台与省级新农合平台和医院信息系统的联通工作。

政策名称	发布单位	政策解析
关于推进"一带一路"卫生交流合作三年实施方案(2015—2017)	国家卫生计生委	建设"丝绸之路经济带"和"21世纪海上丝绸之路"是党中央、国务院作出的重大战略决策,对我国开创全方位对外开放新格局,推进中华民族伟大复兴进程,促进世界和平发展具有重大意义。为推进"一带一路"建设,坚持经济合作与人文交流共同推进,促进我国同沿线国家卫生领域的交流与合作。
关于同意在宁夏、云南等5省区开展远程医疗政策试点工作的通知	国家卫生计生委	为深入贯彻落实党的十八届三中全会关于"充分利用信息化手段,促进优质医疗资源纵向流动"的精神,以及医药卫生体制改革和加快实施信息惠民工程的相关工作部署,国家发展改革委、国家卫生计生委研究决定,同意宁夏自治区、贵州省、西藏自治区分别与解放军总医院,内蒙古自治区与北京协和医院,云南省与中日友好医院合作开展远程医疗政策试点工作。

3.3.1 国务院政策

(1) 全国医疗卫生服务体系规划纲要(2015—2020年)概述

为贯彻落实《中共中央关于全面深化改革若干重大问题的决定》、《中共中央国务院关于深化医药卫生体制改革的意见》、《国务院关于促进健康服务业发展的若干意见》(国发〔2013〕40号)精神,促进我国医疗卫生资源进一步优化配置,提高服务可及性、能力和资源利用效率,指导各地科学、合理地制订实施区域卫生规划和医疗机构设置规划,制定本规划纲要。

经过长期发展,我国已经建立了由医院、基层医疗卫生机构、专业公共卫生机构等组成的覆盖城乡的医疗卫生服务体系。但是,医疗卫生资源总量不足、质量不高、结构与布局不合理、服务体系碎片化、部分公立医院单体规模不合理扩张等问题依然突出。党的十八大提出了2020年全面建成小康社会的宏伟目标,医疗卫生服务体系的发展面临新的历史任务,要在"病有所医"上持续取得新进展,实现人人享有基本医疗卫生服务。

我国经济社会转型中居民生活方式的快速变化,使慢性病成为主要疾病负担。随着医疗保障制度逐步完善,保障水平不断提高,医疗服务需求将进一步释放,医疗卫生资源供给约束与卫生需求不断增长之间的矛盾将持续存在。

同时,云计算、物联网、移动互联网、大数据等信息化技术的快速发展,为优化医疗卫生业务流程、提高服务效率提供了条件,必将推动医疗卫生服务模式和管理模式的深刻转变。医改的不断深化也对公立医院数量规模和资源优化配置提出了新的要求。

规划的目标是优化医疗卫生资源配置,构建与国民经济和社会发展水平相适应、与居民健康需求相匹配、体系完整、分工明确、功能互补、密切协作的整合型医疗卫生服务体系,为实现 2020 年基本建立覆盖城乡居民的基本医疗卫生制度和人民健康水平持续提升奠定坚实的医疗卫生资源基础。

规划的原则是:一、坚持健康需求导向;二、坚持公平与效率统一;三、坚持政府主导与市场机制相结合;四、坚持系统整合;五、坚持分级分类管理。

规划总体布局是在不同的属地层级实行资源梯度配置。地市级及以下,基本医疗服务和公共卫生资源按照常住人口规模和服务半径合理布局;省部级及以上,分区域统筹考虑,重点布局。

规划涵盖公立医院,社会办医院和专业公共卫生机构。对卫生人才队伍人员配备,人才培养和人才使用进行了具体的要求。通过防治结合、上下联动、中西医并重、多元发展和医养结合来建立和完善公立医院、专业公共卫生机构、基层医疗卫生机构以及社会办医院之间的分工协作关系,整合各级各类医疗卫生机构的服务功能,为群众提供系统、连续、全方位的医疗卫生服务。通过加强组织领导,创新体制机制,加大资源调整力度和强化监督评价来实施保障与监督评价。

(2) 国务院关于积极推进"互联网＋"行动的指导意见概述

"互联网＋"是把互联网的创新成果与经济社会各领域深度融合,推动技术进步、效率提升和组织变革,提升实体经济创新力和生产力,形成更广泛的以互联网为基础设施和创新要素的经济社会发展新形态。积极发挥我国互联网已经形成的比较优势,把握机遇,增强信心,加快推进"互联网＋"发展,有利于重塑创新体系、激发创新活力、培育新兴业态和创新公共服务模式,对打造大众创业、万众创新和增加公共产品、公共服务"双引擎",主动适应和引领经济发展新常态,形成经济发展新动能,实现中国经济提质增效升级具有重要意义。

近年来,我国在互联网技术、产业、应用以及跨界融合等方面取得了积极进展,已具备加快推进"互联网＋"发展的坚实基础,但也存在传统企业运用互联网的意识和能力不足、互联网企业对传统产业理解不够深入、新业态发展面临体制机制障碍、跨界融合型人才严重匮乏等问题,亟待加以解决。为加快推动互联网与各领域深入融合和创新发展,充分发挥"互联网＋"对稳增长、促改革、调结构、惠民生、防风险的重要作用,现就积极推进"互联网＋"行动提出以下意见。

行动的总体思路是顺应世界"互联网＋"发展趋势,充分发挥我国互联网的规模优势和应用优势,推动互联网由消费领域向生产领域拓展,加速提升产业发展水平,增强各行业创新能力,构筑经济社会发展新优势和新动能。坚持改革创新和市场需求导向,突出企业的主体作用,大力拓展互联网与经济社会各领域融合的广度和深度。着力深化体制机制改革,释放发展潜力和活力;着力做优存量,推动经济提质增效和转型升级;着力做大增量,培育新兴业态,打造新的增长点;着力创新政府服务模式,夯实网络发展基础,营造安全网络环境,提升公共服务水平。基本原则是坚持开放共享,坚持融合创新,坚持变革转型,坚持引领跨越和坚持安全有序。

发展目标是到 2018 年,互联网与经济社会各领域的融合发展进一步深化,基于互联网的新业态成为新的经济增长动力,互联网支撑大众创业、万众创新的作用进一步增强,互联网成为提供公共服务的重要手段,网络经济与实体经济协同互动的发展格局基本形成。到 2025 年,网络化、智能化、服务化、协同化的"互联网+"产业生态体系基本完善,"互联网+"新经济形态初步形成,"互联网+"成为经济社会创新发展的重要驱动力量。

重点行动有"互联网+"创业创新、"互联网+"协同制造、"互联网+"现代农业、"互联网+"智慧能源、"互联网+"普惠金融、"互联网+"益民服务、"互联网+"高效物流、"互联网+"电子商务、"互联网+"便捷交通、"互联网+"绿色生态和"互联网+"人工智能。

通过夯实发展基础、强化创新驱动、营造宽松环境、拓展海外合作、加强智力建设、加强引导支持和做好组织实施来保障支撑。

(3)国务院办公厅关于推进分级诊疗制度建设的指导意见概述

建立分级诊疗制度,是合理配置医疗资源、促进基本医疗卫生服务均等化的重要举措,是深化医药卫生体制改革、建立中国特色基本医疗卫生制度的重要内容,对于促进医药卫生事业长远健康发展、提高人民健康水平、保障和改善民生具有重要意义。为贯彻落实《中共中央关于全面深化改革若干重大问题的决定》和《中共中央国务院关于深化医药卫生体制改革的意见》精神,指导各地推进分级诊疗制度建设,经国务院同意,现提出如下意见。

(二)目标任务

到 2017 年,分级诊疗政策体系逐步完善,医疗卫生机构分工协作机制基本形成,优质医疗资源有序有效下沉,以全科医生为重点的基层医疗卫生人才队伍建设得到加强,医疗资源利用效率和整体效益进一步提高,基层医疗卫生机构诊疗量占总诊疗量比例明显提升,就医秩序更加合理规范。

到 2020 年,分级诊疗服务能力全面提升,保障机制逐步健全,布局合理、规模适当、层级优化、职责明晰、功能完善、富有效率的医疗服务体系基本构建,基层首诊、双向转诊、急慢分治、上下联动的分级诊疗模式逐步形成,基本建立符合国情的分级诊疗制度。

——基层首诊。坚持群众自愿、政策引导,鼓励并逐步规范常见病、多发病患者首先到基层医疗卫生机构就诊,对于超出基层医疗卫生机构功能定位和服务能力的疾病,由基层医疗卫生机构为患者提供转诊服务。

——双向转诊。坚持科学就医、方便群众、提高效率,完善双向转诊程序,建立健全转诊指导目录,重点畅通慢性期、恢复期患者向下转诊渠道,逐步实现不同级别、不同类别医疗机构之间的有序转诊。

——急慢分治。明确和落实各级各类医疗机构急慢病诊疗服务功能,完善治疗—康复—长期护理服务链,为患者提供科学、适宜、连续性的诊疗服务。急危重症患者可以直接到二级以上医院就诊。

——上下联动。引导不同级别、不同类别医疗机构建立目标明确、权责清晰的分工协作机制,以促进优质医疗资源下沉为重点,推动医疗资源合理配置和纵向流动。

二、以强基层为重点完善分级诊疗服务体系

明确各级各类医疗机构诊疗服务功能定位。加强基层医疗卫生人才队伍建设。大力提高基层医疗卫生服务能力。全面提升县级公立医院综合能力。整合推进区域医疗资源共享。加快推进医疗卫生信息化建设。

三、建立健全分级诊疗保障机制

四、组织实施

(4)关于推进医疗卫生与养老服务相结合的指导意见

为贯彻落实《国务院关于加快发展养老服务业的若干意见》(国发〔2013〕35号)和《国务院关于促进健康服务业发展的若干意见》(国发〔2013〕40号)等文件要求,进一步推进医疗卫生与养老服务相结合,现提出以下意见。

一、充分认识推进医疗卫生与养老服务相结合的重要性

我国是世界上老年人口最多的国家,老龄化速度较快。失能、部分失能老年人口大幅增加,老年人的医疗卫生服务需求和生活照料需求叠加的趋势越来越显著,健康养老服务需求日益强劲,目前有限的医疗卫生和养老服务资源以及彼此相对独立的服务体系远远不能满足老年人的需要,迫切需要为老年人提供医疗卫生与养老相结合的服务。医疗卫生与养老服务相结合,是社会各界普遍关注的重大民生问题,是积极应对人口老龄化的长久之计,是我国经济发展新常态下重要的经济增长点。加快推进医疗卫生与养老服务相结合,有利于满足人民群众日益增长的多层次、多样化健康养老服务需求,有利于扩大内需、拉动消费、增加就业,有利于推动经济持续健康发展和社会和谐稳定,对稳增长、促改革、调结构、惠民生和全面建成小康社会具有重要意义。

三、重点任务

(三)建立健全医疗卫生机构与养老机构合作机制。鼓励养老机构与周边的医疗卫生机构开展多种形式的协议合作,建立健全协作机制,本着互利互惠原则,明确双方责任。医疗卫生机构为养老机构开通预约就诊绿色通道,为入住老年人提供医疗巡诊、健康管理、保健咨询、预约就诊、急诊急救、中医养生保健等服务,确保入住老年人能够得到及时有效的医疗救治。养老机构内设的具备条件的医疗机构可作为医院(含中医医院)收治老年人的后期康复护理场所。鼓励二级以上综合

医院(含中医医院,下同)与养老机构开展对口支援、合作共建。通过建设医疗养老联合体等多种方式,整合医疗、康复、养老和护理资源,为老年人提供治疗期住院、康复期护理、稳定期生活照料以及临终关怀一体化的健康和养老服务。

(四)支持养老机构开展医疗服务。养老机构可根据服务需求和自身能力,按相关规定申请开办老年病医院、康复医院、护理院、中医医院、临终关怀机构等,也可内设医务室或护理站,提高养老机构提供基本医疗服务的能力。养老机构设置的医疗机构要符合国家法律法规和卫生计生行政部门、中医药管理部门的有关规定,符合医疗机构基本标准,并按规定由相关部门实施准入和管理,依法依规开展医疗卫生服务。卫生计生行政部门和中医药管理部门要加大政策规划支持和技术指导力度。养老机构设置的医疗机构,符合条件的可按规定纳入城乡基本医疗保险定点范围。鼓励执业医师到养老机构设置的医疗机构多点执业,支持有相关专业特长的医师及专业人员在养老机构规范开展疾病预防、营养、中医调理养生等非诊疗行为的健康服务。

(五)推动医疗卫生服务延伸至社区、家庭。充分依托社区各类服务和信息网络平台,实现基层医疗卫生机构与社区养老服务机构的无缝对接。发挥卫生计生系统服务网络优势,结合基本公共卫生服务的开展为老年人建立健康档案,并为65岁以上老年人提供健康管理服务,到2020年65岁以上老年人健康管理率达到70%以上。鼓励为社区高龄、重病、失能、部分失能以及计划生育特殊家庭等行动不便或确有困难的老年人,提供定期体检、上门巡诊、家庭病床、社区护理、健康管理等基本服务。推进基层医疗卫生机构和医务人员与社区、居家养老结合,与老年人家庭建立签约服务关系,为老年人提供连续性的健康管理服务和医疗服务。提高基层医疗卫生机构为居家老年人提供上门服务的能力,规范为居家老年人提供医疗和护理服务项目,将符合规定的医疗费用纳入医保支付范围。

3.3.2　国家卫计委政策

(1)国家卫生计生委关于推进医疗机构远程医疗服务的意见

为推动远程医疗服务持续健康发展,优化医疗资源配置,实现优质医疗资源下沉,提高医疗服务能力和水平,进一步贯彻落实《中共中央国务院关于深化医药卫生体制改革的意见》,现就推进医疗机构远程医疗服务提出以下意见:

一、加强统筹协调,积极推动远程医疗服务发展

地方各级卫生计生行政部门要将发展远程医疗服务作为优化医疗资源配置、实现优质医疗资源下沉、建立分级诊疗制度和解决群众看病就医问题的重要手段积极推进。将远程医疗服务体系建设纳入区域卫生规划和医疗机构设置规划,积极协调同级财政部门为远程医疗服务的发展提供相应的资金支持和经费保障,协调发展改革、物价、人力资源社会保障等相关部门,为远程医疗服务的发展营造适

宜的产业政策。鼓励各地探索建立基于区域人口健康信息平台的远程医疗服务平台。

二、明确服务内容，确保远程医疗服务质量安全

（一）远程医疗服务内容。远程医疗服务是一方医疗机构（以下简称邀请方）邀请其他医疗机构（以下简称受邀方），运用通信、计算机及网络技术（以下简称信息化技术），为本医疗机构诊疗患者提供技术支持的医疗活动。医疗机构运用信息化技术，向医疗机构外的患者直接提供的诊疗服务，属于远程医疗服务。远程医疗服务项目包括远程病理诊断、远程医学影像（含超声、CT、核磁、核医学、心电图、肌电图、脑电图等）诊断、远程监护、远程会诊、远程门诊、远程病例讨论及省级以上卫生计生行政部门规定的其他项目。

（二）遵守相关管理规范。医疗机构在开展远程医疗服务过程中应当严格遵守相关法律、法规、信息标准和技术规范，建立健全远程医疗服务相关的管理制度，完善医疗质量与医疗安全保障措施，确保医疗质量安全，保护患者隐私，维护患者合法权益。非医疗机构不得开展远程医疗服务。

三、完善服务流程，保障远程医疗服务优质高效。包括具备基本条件、签订合作协议、患者知情同意、认真组织实施、妥善保存资料、简化服务流程、规范人员管理等。

四、加强监督管理，保证医患双方合法权益。包括规范机构名称、控制安全风险、加强日常监管、依法依规处理等。

医疗机构之间运用信息化技术，在一方医疗机构使用相关设备，精确控制另一方医疗机构的仪器设备（如手术机器人）直接为患者进行实时操作性的检查、诊断、治疗、手术、监护等医疗活动，其管理办法和相关标准规范由我委另行制定。医疗机构与境外医疗机构之间开展远程医疗服务的，参照本意见执行。执行过程中有关问题，请及时与我委医政医管局联系。

（2）国家卫生计生委办公厅关于全面推进国家新型农村合作医疗信息平台建设工作的通知

为贯彻落实国家卫生计生委、财政部《关于做好新型农村合作医疗跨省就医费用核查和结报工作的指导意见》（国卫基层发〔2015〕46 号，以下简称《指导意见》）有关要求，尽快发挥国家新型农村合作医疗信息平台（以下简称国家新农合平台）在新农合业务运行监控和跨省就医管理中的重要作用，我委决定全面推进国家新农合平台与省级新农合平台和医院信息系统的联通工作。现将有关事项通知如下：

一、联通范围

2015 年拟联通省份：河北省、山西省、辽宁省、黑龙江省、上海市、福建省、广西壮族自治区、四川省、贵州省、甘肃省、新疆维吾尔自治区。

省级新农合平台尚未建成,或新农合职能已交其他部门管理的省(区、市),应当通过所在省(区、市)的区域卫生信息平台联通国家新农合平台,按照要求上传跨省就医数据。其他尚未与国家新农合平台联通的省份,应当积极创造条件,实现与国家新农合平台的联通,完成数据上传与下载功能。

已与国家新农合平台实现联通的省份(北京市、内蒙古自治区、吉林省、江苏省、安徽省、河南省、湖北省、湖南省、海南省),应当进一步提高数据上传质量,通过省级新农合平台联通省内所有二级以上医院。

二、工作内容

(一)制订实施方案。相关省(区、市)应当尽快制订联通实施方案,严格按照进度安排,加快推进与国家新农合平台的联通工作。同时,制订各级新农合平台(系统)之间的数据交换管理办法,指派专人负责定期数据交换工作,确保数据交换工作长期稳定进行。

(二)实现平台联通。各省(区、市)和医院按照《国家新型农村合作医疗信息平台联通技术方案(试行)》(卫办农卫函〔2013〕456号,以下简称《技术方案》)的要求,配备必要的硬件设备,安装所需的操作系统和应用软件,设置相应参数,分配足够的网络带宽,改造相关应用系统,开发数据交换接口,完成数据上传与下载功能,实现与国家新农合平台的联通。

(三)交换数据。各省(区、市)按照《指导意见》和《技术方案》要求的时间和频率交换新农合基础数据、业务数据和统计报表数据;联通医院按照《指导意见》和《技术方案》要求的时间和频率上传跨省就医数据,确保跨省就医数据通过省级新农合平台上传至国家新农合平台。

(四)费用核查。完成联通的省(区、市)要利用国家新农合平台提供的跨省就医数据为省域内新农合经办机构提供跨省就医费用核查服务;同时,利用国家新农合平台及时回复其他省份提交的费用核查申请,协助完成费用核查任务。

(五)规范管理与系统安全。为规范国家新农合平台联通流程、加强安全管理,各省(区、市)和医院要按照有关要求接入国家新农合平台和日常运维。

三、进度安排

2015年拟联通省份应当于2015年年底前完成省级新农合平台数据交换网络环境搭建和系统改造,启动新农合数据上传工作。各省份应当于2015年年底前选择部分统筹地区和定点医疗机构,开展跨省就医费用核查和结报试点,同时督促省内二级以上医院改造信息系统,上传跨省就医数据。

(3)国家卫生计生委关于推进"一带一路"卫生交流合作三年实施方案(2015—2017)

建设"丝绸之路经济带"和"21世纪海上丝绸之路"(以下简称"一带一路")是党中央、国务院作出的重大战略决策,对我国开创全方位对外开放新格局,推进中华民族伟大复兴进程,促进世界和平发展具有重大意义。为推进"一带一路"建设,坚持经济合作与人文交流共同推进,促进我国同沿线国家卫生领域的交流与合作,制订以下实施方案。

三、重点合作领域

（一）合作机制建设

加强与"一带一路"沿线国家卫生领域高层互访,推动与沿线国家,特别是周边国家,签署卫生合作协议。逐步形成"一带一路"建设框架下集政府间政策合作、机构间技术交流和健康产业展会为一体的系列卫生合作论坛。在"丝绸之路经济带"方向,举办"丝绸之路卫生合作论坛"、"中国—中东欧国家卫生部长论坛"和"中阿卫生合作论坛";在"21 世纪海上丝绸之路"方向,举办"中国—东盟卫生合作论坛"。

（二）传染病防控

逐步建立与周边及沿线国家的常见和突发急性传染病信息沟通机制,强化与周边国家的传染病跨境联防联控机制。重点加强与大湄公河次区域国家在艾滋病、疟疾、登革热、鼠疫、禽流感、流感和结核病等防控方面的合作,加强与中亚国家在包虫病、鼠疫等人畜共患病防控方面的合作,与西亚国家开展脊髓灰质炎消除等方面的合作,建立重大传染病疫情通报制度和卫生应急处置协调机制,提高传染病防控快速响应能力。加强传染病防治技术交流合作。

（三）能力建设与人才培养

加强与沿线国家卫生领域专业人才培养合作,帮助沿线国家提高公共卫生管理和疾病防控能力。依托新疆、广西、云南、黑龙江、内蒙古和福建等省（区）建立高层次医疗卫生人才培养基地,继续开展多种形式、长短期结合的进修和培训项目,实施中国—东盟公共卫生人才培养百人计划。建设中国—中东欧国家医院、公共卫生机构合作网络和中俄医科大学联盟,鼓励学术机构、医学院校及民间团体开展教学、科研和人员交流活动。三年实现与沿线国家卫生人才交流和培养 1 000人次。

（四）卫生应急和紧急医疗援助

积极推进与沿线国家在卫生应急领域的交流合作,提高与周边及沿线国家合作处理突发公共卫生事件的能力,开展联合卫生应急演练。建立短期医疗援助和应急医疗救助处置协调机制,根据有关国家的实际需求,派遣短期医疗和卫生防疫队伍,为沿线国家提供紧急医疗援助,并提供力所能及的防护和救治物资。

（五）传统医药

巩固并拓展与沿线国家在传统医药领域的合作,积极推动中医药"走出去"。根据沿线各国传统医药及民族医药特点,开展有针对性的中医药医疗、教育、科研及产业等领域合作。通过政府引导与市场运作相结合的模式,积极扶植和鼓励中医药企业"走出去",拓展国外中药市场。积极推动传统医药相关标准的联合开发与制定,推进传统医药国际认证认可体系建设,提升传统中医药的竞争力和影响力。

（六）卫生体制和政策

推动建立与沿线国家卫生体制和政策交流的长效合作机制,增进与沿线国家在全民健康覆盖、医药卫生体制改革、卫生法制建设、卫生执法和监督、健康促进、人口与发展、家庭发展和人口老龄化等方面的相互了解和交流,促进中国卫生发展理念的传播,鼓励与沿线国家学术机构和专家开展卫生政策研究和交流活动,分享中国在卫生政策制定和卫生体制改革中的经验。

（七）卫生发展援助

在充分调研沿线国家卫生需求的基础上,向部分欠发达国家或地区提供多种形式的卫生援助,派遣中国政府医疗队,可以长短期相结合的方式,先从接壤的国家做起,逐步向沿线国家扩展。派遣医疗卫生人员与公共卫生专家开展技术援助。援建医疗卫生基础设施,捐助药品和物资。开展多种形式的培训项目以及开展"光明行"等短期义诊活动。

（八）健康产业发展

发挥政府的宏观调控和引导作用,鼓励有条件的地区发展医疗旅游和养生保健服务,推动医疗服务与周边国家医疗保险的有效衔接,与周边国家建立跨境远程医疗服务网络,实现优质医疗资源共享。努力推动我国药品和医疗器械产品"走出去",加大对产品的宣传推介,扶持有实力的医药企业境外投资设厂,鼓励在双边协商的基础上减少贸易壁垒,创新贸易和投资方式,推动健康产业发展。

（4）国家发展改革委办公厅国家卫生计生委办公厅关于同意在宁夏、云南等5省区开展远程医疗政策试点工作的通知

为深入贯彻落实党的十八届三中全会关于"充分利用信息化手段,促进优质医疗资源纵向流动"的精神,以及医药卫生体制改革和加快实施信息惠民工程的相关工作部署,国家发展改革委、国家卫生计生委研究决定,同意宁夏自治区、贵州省、西藏自治区分别与解放军总医院,内蒙古自治区与北京协和医院,云南省与中日友好医院合作开展远程医疗政策试点工作。现将有关事项通知如下:

一、各试点省区人民政府要支持省院合作远程医疗政策试点工作,在政策、资金等方面加大支持力度,及时总结宣传试点经验,为在全国推广应用远程医疗提供实践基础和经验借鉴。

二、各试点省区要在远程医疗的操作规范、责任认定、激励机制、服务收费、费用报销等方面,研究制定适用于远程医疗发展的相关政策、机制、法规和标准,探索市场化的远程医疗服务模式和运营机制。重点开展以下工作:

（一）研究制定远程医疗相关操作规范、责任分担办法、医疗机构远程医疗服

务条件标准。

（二）研究建立医院间检查检验结果互认、双向转诊确认机制和远程会诊后转诊绿色通道。

（三）按照《全国医疗服务价格项目规范(2012 年版)》及有关要求,研究制定远程医疗服务价格标准。

（四）研究将远程医疗费用纳入基本医疗保险统筹基金和新农合报销范围。

（五）研究建立患者隐私保护机制,以及推进远程医疗应用的人才保障、资金保障等相关配套政策。

（六）研究建立通过远程医疗提高基层医疗卫生机构就诊率和卫生资源利用效率的机制。

（七）有条件的地方选择具有丰富远程医疗实施和运营经验的第三方专业服务机构,研究建立基于第三方的市场化远程医疗服务模式、运营机制和管理机制。

三、解放军总医院、北京协和医院、中日友好医院要面向合作试点省区的所有省级和部分地市级医院,开放优质医疗资源,重点开展以下工作:

（一）开展以远程视频会诊、病理诊断、影像诊断、远程监护、手术示教指导、远程门诊咨询和远程教学查房等为主要内容的远程医疗服务。

（二）开展临床教学和继续教育、健康教育等服务,帮助试点省区提高医疗卫生队伍的救治能力和协作服务水平,提高公众健康意识和自我健康管理能力。

四、试点省区参与试点工作的省级和地市级医院要按照本省区的统一部署,重点开展以下工作:

（一）配合试点省区研究制定远程医疗相关政策、机制和标准。

（二）建设完善满足远程医疗服务需求的远程医疗信息系统。

（三）有条件的医院探索设立远程医疗诊室。

五、要加强网络和信息安全保障工作。完善网络和信息安全保障技术方案,建立网络和信息安全保障工作机制,加强信息安全等级保障和风险评估工作,选取自主可控的信息技术产品和专业服务队伍,确保信息系统安全可靠运行。

六、各试点省区要充分发挥试点协调机制的协调指导作用,切实建立各有关部门分工明确、相互配合的工作机制,以及权责对称、目标清晰的考核机制。充分调动各方积极性和创造性,形成上下联通、纵横协同、政企合作推进远程医疗发展的新局面。

七、各试点省区和省区合作医院要根据确定的试点工作方案要点(详见附件),研究细化试点工作目标的具体步骤和工作计划,落实各项试点任务和保障措施,组织开展试点工作,研究解决试点工作中的矛盾和问题,将试点工作落到实处,并不断提炼提升试点成果,形成示范推广机制,并每半年将试点工作进展情况报国家发展改革委和国家卫生计生委。

八、宁夏、贵州、内蒙古、云南等省区试点工作所需主要资金自筹解决,国家将视试点工作进展情况和效果给予一定支持,具体另行通知。请西藏自治区按照《中央预算内投资补助和贴息项目管理办法》(国家发展和改革委员会令第 3 号)的有关规定,按程序批复试点项目的可行性研究报告后,向我委报送资金申请报告。

九、国家发展改革委和国家卫生计生委对试点工作进行指导和考核,考核结果与国家资金支持力度挂钩。对未通过考核验收的省区,将视情况收回全部或部分拨付资金,并调整出试点范围。

3.3.3 相关标准

体系标准规范体系是智慧医疗建设的基础工作,也是进行信息交换与共享的基本前提。在遵循"统一规范、统一代码、统一接口"的原则下进行智慧医疗建设,通过规范的业务梳理和标准化的数据定义,要求系统建设必须严格遵守既定的标准和技术路线,从而实现多部门(单位)、多系统、多技术以及异构平台环境下的信息互联互通,确保整个系统的成熟性、拓展性和适应性,规避系统建设的风险。主要包括智慧医疗卫生标准体系、电子健康档案以及电子病历数据标准与信息交换标准、智慧医疗卫生系统相关机构管理规定、居民电子健康档案管理规定、医疗卫生机构信息系统介入标准、医疗资源信息共享标准、卫生管理信息共享标准、标准规范体系管理等建设内容。

移动医疗健康依托于医疗技术和通信技术,本节主要介绍中国在这两个领域已成立的相关标准化组织以及已制定的技术标准。其中医疗领域的标准化和通信领域的标准化都已各成体系,但融合进展缓慢,这主要是由于移动医疗健康是跨通信和医疗两个行业,行业之间交流不足造成的。因此要加快移动医疗健康的标准化工作必须加强医疗和通信两个行业的合作。

(1)国家卫生和计划生育委员会

国家卫生和计划生育委员会主要负责统筹规划医疗卫生和计划生育服务资源配置,组织制定国家基本药物制度,拟订计划生育政策,监督管理公共卫生和医疗服务,负责起草卫生和计划生育、中医药事业发展的法律法规草案,拟订政策规划,制定部门规章、标准和技术规范。

(2)国家标准化委员会

国家标准化管理委员会是国务院授权的履行行政管理职能、统一管理全国标准化工作的主管机构。代表国家参加国际标准化组织(ISO)、国际电工委员会(IEC)和其他国际或区域性标准化组织,负责组织 ISO、IEC 中国国家委员会的工作;负责管理国内各部门、各地区参与国际或区域性标准化组织活动的工作;负责签定并执行标准化国际合作协议,审批和组织实施标准化国际合作与交流项目;负责参与标准化业务相关的国际活动的审核工作。

（3）卫生部卫生监督中心

卫生部卫生监督中心成立于 2002 年 1 月 23 日，是卫生部承担行政管理职责的事业单位，也是卫生部卫生行政许可对外的统一窗口，其下设机构中有卫生信息标准专业委员会和医疗服务标准专业委员会。

卫生信息标准专业委员会挂靠国家卫生和计划生育委员会统计信息中心，负责卫生计生领域有关数据、技术、安全、管理及数字设备等信息标准。医疗服务标准专业委员会挂靠国家卫生和计划生育委员会医院管理研究所，负责医疗服务相关的质量、安全、服务、技术、绩效等相关标准，以及合理用药、医务人员执业等卫生标准。

（4）中国食品药品检定研究院

中国食品药品检定研究院（以下简称中检院，原名中国药品生物制品检定所），是国家食品药品监督管理局的直属事业单位，是国家检验药品生物制品质量的法定机构和最高技术仲裁机构，依法承担实施药品、生物制品、医疗器械、食品、保健食品、化妆品、实验动物、包装材料等多领域产品的审批注册检验、进口检验、监督检验、安全评价及生物制品批签发，负责国家药品、医疗器械标准物质和生产检定用菌毒种的研究、分发和管理，开展相关技术研究工作。

其内设机构标准物质与标准化研究所负责组织或开展药品、医疗器械等有关的快检技术和快检方法的研究工作；负责建立全国的药品快检技术体系和信息网络平台；承担对全国药品检验机构快检技术的业务指导工作；承担标准物质的标定、协作标定及其标准化技术研究工作；负责跟踪相关领域国际标准化研究的进展状况，开展国际标准化研究相关工作。

（5）中国医院协会信息管理专业委员会

中国医院协会信息管理专业委员会（China Hospital Information Management Association，以下简称 CHIMA），为中国医院协会所属的分支机构。

自 CHIMA 成立后，每年均举办全国性学术会议——CHIMA 年会，即与卫生部医院管理研究所共同举办的"中华医院信息网络大会（CHINC）"。这是中国医院信息管理方面规模最大、盛况空前、反响热烈、影响深远的大型学术性年会。在促进卫生信息技术领域交流方面，CHIMA 建立网站并成立两个学术交流机制平台——CHIMA CIO 俱乐部与 CHIMA 供应商俱乐部。借助这两个活动平台，CHIMA 进行每年一次全国范围的"中国医院信息化状况调查"和"卫生信息技术供应商现状调查"，并每年出版 CIO 调查报告和供应商调查报告。近年来，CHIMA 制定的相关标准或规范主要有中国医院信息基本数据集标准（2006）、医院无线局域网部署规程（草案）、电子病历功能规范（试行）等。

（6）WHO-FIC 合作中心

北京协和医院世界卫生组织国际分类家族合作中心（WHO-FIC 合作中心）的

主要职能是促进国际分类家族（FIC）在我国的推广应用,同时面向全国卫生领域的各行各业,负责 FIC 有关事务的翻译和咨询,内容涉及到疾病和与健康有关问题的信息编码和分类如 ICD-9-CM-3 手术编码和 ICD-10 疾病编码。

（7）工业和信息化部

工业和信息化部主要职责为:拟订实施行业规划、产业政策和标准;监测工业行业日常运行;推动重大技术装备发展和自主创新;管理通信业;指导推进信息化建设;协调维护国家信息安全等。其编写的《物联网综述》对移动医疗健康有很好的指导意义。

（8）全国信息技术标准化技术委员会

全国信息技术标准化技术委员会（以下简称"信标委"）,原全国计算机与信息处理标准化技术委员会,成立于 1983 年,是在国家标准化管理委员会、工业和信息化部的共同领导下,从事全国信息技术领域标准化工作的技术组织,负责对 ISO/IEC JTC1（信息技术第一联合技术委员会）国际归口工作。

信标委的工作范围是信息技术领域的标准化,涉及信息采集、表示、处理、传输、交换、描述、管理、组织、存储、检索及其技术,系统与产品的设计、研制、管理、测试及相关工具的开发等的标准化工作。该组织在 2013 年编写了《中国智慧城市标准化白皮书》。作为智慧城市的一部分,移动医疗健康的发展须适应智慧城市这个大环境。

（9）工业和信息化部电信研究院

中国工业和信息化部电信研究院,是国家在信息通信领域（ICT）最重要的支撑单位,以及工业和信息化部综合政策领域主要依托单位。

电信研究院以倾力服务国家信息化和信息通信业发展为己任,把握技术产业融合变革的历史机遇,改革创新、开拓进取,着力构建以通信业为基石、以互联网为主线、涵盖信息通信产业和信息化发展主要环节、辐射综合政策领域的研究体系和业务优势,努力成为信息通信领域国家权威智库和国际知名研究机构。

（10）中国通信标准化协会（CCSA）

中国通信标准化协会是国内企、事业单位自愿联合组织起来,经业务主管部门批准,国家社团登记管理机构登记,开展通信技术领域标准化活动的非营利性法人社会团体。

协会的主要任务是为了更好地开展通信标准研究工作,把通信运营企业、制造企业、研究单位、大学等关心标准的企事业单位组织起来。其中 TC10 工作组从通信行业的角度统一对口、统一协调政府和其他行业的需求,系统规划泛在网络标准体系,满足政府以及其他行业对泛在网络的标准要求。TC11 工作组负责移动互联网应用的术语定义、需求、架构、协议、安全的研究及标准化;各种形态终端的能力及软硬件、接口、融合、共性等技术和终端周边组件、终端安全的研究及标准化。

TC11 与 WG3 专门成立了"移动互联网＋健康"子组，主要规范移动健康系统适用的典型场景、典型用例，重点规范支持典型场景、典型用例的移动健康系统的参考架构、功能模块、数据模型、接口和协议等。该子组关注的移动健康业务不仅涵盖了健康、亚健康、康复等与医疗体系弱相关的业务，也涵盖与医院等医疗体系强相关的业务。

第4章 智慧医疗健康新发展

4.1 技术与产品创新

"颠覆"正成为近年来实业界和资本市场的关键词,基于移动互联网、穿戴式设备、大数据等新一代技术正在快速颠覆各行业的生存业态,在迅猛发展的医疗领域,这些新兴技术与新商业模式的结合正在全面颠覆我们以往对医疗的认知结构,进而引发技术革新和产品创新。2015年,医疗的各个细分领域,从诊断、监护、治疗、给药等环节中探索开启一个智能化的时代,结合商业医疗保险机构,全新的医院、患者、保险的多方共赢商业模式也在摸索中爆发,基于医疗大数据平台的诊断与治疗技术也将把这一个性化医疗推向一个前所未有的空间,传统的医疗器械和医院的商业模式或将被全面颠覆。

4.1.1 技术创新

物联网、移动互联网、大数据、云计算等新一代信息技术的快速发展为智慧医疗提供了强大的技术支撑。智慧医疗健康产业的发展壮大亦离不开上述技术进步的支持。利用物联网技术对医疗信息、设备信息、药品信息、人员信息、管理信息等信息的采集、处理、存储、传输、共享等,可使医疗物资管理实现可视化,从而有效管理医疗物资,实现医疗安全。通过使用移动互联网技术,移动医疗可以广泛应用于医疗机构管理、临床诊疗,从而大幅提高服务效率,优化服务流程和服务模式。大数据技术将充分挖掘和利用信息数据的价值,盘活现有数据并在此基础上进行应用、评价、决策,服务于医院的管理与决策。云计算则为各类医疗数据的存储提供了新模式,"医疗云"的建立将打破"信息孤岛",彻底实现信息资源共享、系统互联互通。2015年,物联网技术、云计算技术、移动互联网技术和大数据技术在医疗行业的应用皆取得了不同程度的革新。

1. 物联网技术

物联网技术对智慧医疗的推动力是不容质疑的。据调研机构预测,到 2018 年全球智慧医疗服务支出:如远端监测、诊断设备、生活辅助、生理数据监测等方面,将达到 300 亿美元,2006 年至 2008 年全球智慧医疗服务支出复合成长率将达到 60%。2015 年是物联网的元年,物联网技术在 2015 年得到了全社会的高度重视,尤其是在"互联网＋"的大潮下,各行各业都加强了其与物联网技术的融合进程。医疗行业利用物联网技术,对医院内各种对象的感知、定位和控制,通过对医院工作人员、病人、车辆、医疗器械、基础设施等资源进行智能化改造,对医院内需要感知的对象加以标识,进而通过各种信息识别设备进行识别,并反馈至信息处理中心,对信息进行综合分析,及时处理,提升医疗行业管理的精细化。

2. 云计算技术

据相关数据显示,随着 PACS 的不断普及,医院的影像数据呈几何级数增长,而在医疗行业,仅 PACS 的数据就占到医院数据总量的 70%～80%,这就对存储提出了更高的要求。目前 50% 以上的医院集中存储容量在 5T 以上,其中近 30% 在 5～10 T 之间,对这些数据的存储、管理成为医疗信息化的一个重点。云计算技术可将存储资源、服务器、网络资源等虚拟化,按需提供资源,且具有安全、方便、高效率、低成本等优势,为存储不断增长的影像数据提供了新思路。此外,云计算还将改变医疗分析。在医疗行业面临降低成本和优化病人护理水平的大背景下,云正在发挥着至关重要的作用,并帮助实现数字化医疗。云支持创新的解决方案,如飞利浦 Healthsuite,1 个管理医疗数据,为医生和患者提供支持的平台。飞利浦 Healthsuite 数字化平台分析并存储着从 3.9 亿个影像检查、病历和患者输入中收集的 15 PB 的患者数据,为医务人员提供可靠数据,为患者提供精准诊疗,彻底变革着世界各地几十亿人的医疗现状。2015 年,英特尔、华大基因、阿里云三方合作,建立了中国乃至亚太地区首个定位精准的医疗应用云平台。此举被业内誉为"中国精准医疗的创举之作"。此外,作为全世界最大的基因组学研究中心,华大基因将在基因组数据分析平台 BGIOnline 基础上,构建基因组学的数据中心和分析平台,促进精准医疗行业发展。全国三甲浙江邵逸夫医院利用云计算,实现"首诊在基层、大病去医院、康复回社区"的分级诊疗制度,医生的资源得到最合理的分配;由阿里云与西安国际医学、东华软件联合打造的西安国际医学中心,则部署了 90% 以上云计算架构,成为名副其实的云上医院。据悉,2015 年阿里云新增千余家直接的医疗机构合作伙伴,包括大型三甲医院、药厂、院内医疗器械和医疗穿戴公司等。云计算,让创新正变得越来越轻,越来越高效。

3. 移动互联技术

2015 年,伴随着移动互联网在中国的持续蓬勃发展,各类智慧健康医疗 APP 异军突起。基于 iOS、Android 甚至是微信公众平台的程序设计模式,被极好地移植到了医疗健康领域。借助这些技术革新,人们对医疗健康的需求已经不再单单局限于曾经的有病才去医院看病的阶段,更趋向于利用移动终端设备无缝隙随时随地监控自身健康状态。健康医疗类 APP 已经开始逐步呈现高速增长状态。此外,在移动互联网技术的协助下,远程医疗已成为年度最火关键词之一。医院从观望者到实践者转化的背后是对提升看病效率、解决看病难、看病贵、释放医生资源的渴望。桐乡三院利用远程医疗,解决了第二届世界互联网大会外国嘉宾诊疗问题。

4. 大数据技术

随着我国医疗信息化建设的不断推进,以及人们对个人健康管理的关注,医疗数据量将会持续增长。麦肯锡预测,到 2020 年,医疗数据将急剧增长到 35 Zetabytes,相当于 2009 年数据量的 44 倍。如何充分挖掘这些医疗大数据,使其产生价值,为患者、医院、医生等服务是智慧医疗需要关注的重点,未来大数据分析可以在疾病监控、辅助决策、健康管理、医保监管等领域发挥重要作用。例如,通过大数据辅助决策可以实现:医疗人员为患者提供个性化和区域化治疗;模仿干预措施,预防流行性疾病;改善和监督医护工作者的医疗护理等。2015 年年初,奥巴马公开了美国的"精准医疗计划(PMI)",全球科技界、卫生界和工业界为之震动。相比于传统的经验医学诊疗,精准医疗以个人基因组信息为基础,可以为患者量身设计出最佳治疗方案,让治疗效果最大化。北京贝瑞和康生物技术有限公司在做的尝试,是建立中国人基因版的《本草纲目》,借助大数据处理技术,揭示中国人群遗传突变分布,降低新生儿缺陷。

4.1.2 产品创新

在相关技术革新的不断涌动下,一大批带有新理念、新服务、新功能的智慧医疗健康产品已经走到了消费者面前。智慧医疗健康产品从概念上区分可以分为两种,一是面向医疗专业人士或医院管理部门,助其了解专业知识和信息,并通过信息化手段优化业务服务流程,提升工作效率,改善工作效果的一类产品;另一种则是面向普通用户,用于寻医问诊或是用于健康数据监测与管理的应用产品。随着国内人均生活水平的提高,人们对自身健康系数越来越重视。透过各种智慧医疗健康产品,在一定程度上能缓解人们看病难的问题,也缓解了社会医疗关系的紧张,改变人们获取信息的渠道。在实际情况中,一个具体的产品往往兼具以上两种类型产品的特点。尤其是一些大型智慧医疗解决方案的出现,这些产品将原本分散在不同应用产品中的碎片化功能进行聚合,形成具有集群效应的产品集合。综合而言,2015 年智慧医疗健康产品的创新主要表现在以下 4 类产品中。

1. 健康管理类

健康管理类产品对个人或人群的健康危险因素进行全面梳理与管理。其宗旨是调动个人及集体的积极性,有效地利用有限的资源来达到最大的健康效果。健康管理是智慧医疗的重要入口,也是整个智慧医疗服务链的开端。国外市场针对专业人士的 APP 占比较国内高出不少,但主力仍在面向患者领域,通过检索美国 Apple App Store 中的"医疗保健和健身"和"医疗"类别,获得的 23 682 个有效医疗健康相关应用中,包括 7 407 个针对医疗保健专业人士的(HCP),剩余 16 275 个则是针对消费者/患者的 APP。而对消费者/患者的移动医疗类 APP 进行功能性评估,发现其主要有 7 大功能:提供各种形式的信息(文字、数据、图片、视频);为用户提供指导;记录用户录入的数据;可视化展示、输出用户数据;基于用户信息提供引导,为医生推荐诊断/治疗方案;提醒/警告用户;与专业人士/患者交流,与社交网络的对接。上述功能中最普遍的功能是提供信息,有 10 840 个应用,占总数的2/3;其次为用户提供操作指示功能有 5 823 个应用;记录用户输入功能有 5 095 个应用;具有提醒/警告功能的有 1 357 个应用。

　　2015 年,健康管理类产品的创新主要围绕两个主题。一是针对健康人群的自我管理和疾病预防。近几年,健身追踪器已经成为了跑步爱好者和运动员十分受欢迎的一个配件。这种智能手环式的健身追踪器使用生物计量传感器测量所有数据(包括你跑了多远的距离、燃烧了多少卡路里),而且在不断地升级。从 Fitbit 到 Misfit,可穿戴传感器的市场正在高速发展,而且不仅是个人健身及健康。几乎每周就有一个新的设备出现,它们可以帮助人们应对慢性疾病、更快地从伤病中康复、分析可能引起疾病的异常环境情况,以及在出现问题前检测出不健康的生活习惯。

　　二是针对特殊人群(女性、母婴、老人)的健康监测与自诊。在传感器技术快速发展的今天,患者可使用各种可穿戴设备对自己的疾病进行监测(如糖护士、iHealth 等),监测数据通过 APP 进行收集和数据处理,一方面可让患者及时了解自己的病情,另一方面也可将数据通过云技术随时传输到医生手中,一旦有任何异常医患可以随时互动,并快速进入智慧医疗服务链安排就诊的各个环节。可穿戴医疗是将传统医疗技术与传感器技术相结合,并辅以大数据分析而形成的交叉领域,可满足医疗机构、医生、大众群体的不同需求。例如,谷歌正在研发的一款内含测量眼泪中血糖水平传感器的隐形眼镜;苹果也试图将无感知血液检测技术应用到可穿戴智能设备上;传统的微创植入传感器公司 Cardio-MEMS 正在开发的一种能够植入人体控制心力衰竭、动脉瘤、高血压等严重的慢性心血管疾病的无线器件。据市场研究机构 ABI Research 的预测,未来 5 年可穿戴设备行业将进入爆发和普及期,预计 2018 年全球可穿戴设备出货量将达到 4.85 亿台,对应销售规模为 190 亿美元。而瑞士信贷的预测更为乐观:未来 2～3 年,可穿戴技术市场规模将由现有 30～50 亿美元增长至 300～500 亿美元。

2. 诊疗辅助类

诊疗辅助类产品是辅助医护人员开展医疗、护理工作的产品。一是问诊类产品,主要以 APP 的形式表现。当网上自诊环节获取的信息无法满足患者需求时,若患者仍想及时、便捷且便宜的获得疾病解决方案,就需要进入网上问诊环节。这一环节应用的其实就是时下非常多 APP 主打的"轻问诊"模式,主要通过医患线上互动沟通,解决一部分就医困难问题,同时也能起到一定的导医导药作用。这一环节的移动医疗 APP 有春雨医生、好大夫在线、39 问医生、薏米医生等,这些应用也在 2015 年获得了大量的融资,发展前景十分被看好。二是用药类产品。一方面是帮助医生在诊疗中如何合理用药,另一方面是指导患者如何方便地获取自己的用药信息。比如丁香园开发的用药助手 APP,可以为医护人员提供便捷的临床用药指南服务,防止医疗事故的发生。同样是丁香园,他们开发的丁香医生 APP,则是为患者提供对症找药、服药安全警示、家庭药箱、药品/保健食品信息查询等服务。有了这一环节 APP 的保驾护航,无论是医生端还是患者端都将大大降低用药风险。三是病患数据管理类产品。可分为入院前健康数据收集和出院后康复信息追踪,尤其对于慢性病和重大疾病而言,患者的健康数据收集与监测显得尤为重要。如 WellDoc,一家致力于利用新技术辅助慢性病管理的公司,他们打造了一个手机加云的糖尿病管理平台,患者可以通过手机方便地记录、存储和使用糖尿病数据,并将数据传到云端,由云端基于这些数据进行计算,为患者提供个性化反馈,更重要的是这些数据可以为医生的诊疗提供有效依据。

3. 医院管理类

不同于前两类产品,医院管理类产品往往集合了多个功能模块,直接面向医疗场所的具体业务流程设计并展开,旨在提高医院管理和运作的效率。

首先是分诊挂号系统。由于我国医疗资源分布不均,挂号难的问题一直存在,而网上寻诊挂号 APP 则可以大幅减少患者的等待时间,并从一定程度上纠正患者小病也要看名医的错误认识。这一环节的最大特点在于需要移动医疗 APP 与医院挂号系统对接,一般由医联平台担任,并且呈现出地域化的特点,许多省市都有自建的挂号 APP。当然这其中也有能覆盖全国的,像挂号网推出的微医,可以说是所有挂号 APP 中的佼佼者。例如,2014 年 10 月,百度医生 Web 版上线,用户可以在该平台找医生、问医生、评价医生。百度医生目前已开通了预约挂号服务,用户可通过该功能选择科室、医生并和医生约定时间,最多可预约 3 名医生。百度医生现在能够覆盖福建、湖北、广东、江西、陕西、安徽 6 个省份。其中,移动版于 2015 年 1 月上线,如图 4-1 所示。

2015 新年伊始,"杭州智慧医疗"手机客户端 iOS(苹果版)正式亮相,此前,"杭州智慧医疗"手机客户端 Android(安卓版)已于 2014 年 10 月上线。手机只要安装这个 APP 软件,就能实现杭州市属 9 家医院的掌上医疗服务,包括智能导诊、预约挂号、检查单查询、排队叫号、门诊排班、就诊评价、健康宣教 7 大功能,如图 4-2 所示。

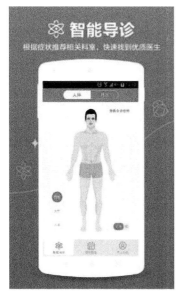

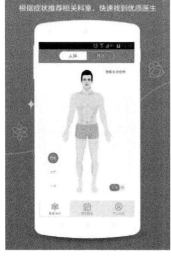

图 4-1　"百度医生"移动版应用截图　　图 4-2　杭州"杭州智慧医疗"手机客户端手机截图

其次是医疗综合信息化系统,包括时下的信息化管理系统、医院移动应用系统、电子病历等,互联网的发展在潜移默化中改变着医疗管理方式、医患沟通模式和医生从业生态。对于医院来说,更重要的是确保医疗质量安全,而信息化管理帮助医院真正做到了包括就医和配药在内的全流程、无缝隙的监督管理。可见对于医疗机构而言,智慧医疗最核心的价值在于为医院的管理增加更安全的保障,将医疗事故发生的可能性降到最低。例如,东软公司提供数字化手术室解决方案。该方案以"手术安全挽救患者生命"为目标,基于"三级医院等级评审标准",通过对患者信息、临床信息、设备信息、手术室资源信息、费用信息、物流信息的全面无缝集成和共享,实现基于电子病历的围手术期全流程管理,提高手术业务协作效率,保障手术安全,提升医疗质量管理水平,如图 4-3 所示。从产业链需求角度分析,医院的需求涉及面极广,包括医院内部医疗信息、设备信息、药品信息、人员信息、管理信息的数字化采集、处理、储存、传输、共享等来实现物资管理可视化、医疗信息数字化、医疗流程科学化、服务沟通人性化,还包括医疗健康信息、医疗设备与用品、公共卫生安全的智能化管理与监控等方面的需求。具体来讲,就是诸如移动挂号缴费类(如减省患者排队等候的时间、提高医院的分诊效率)、临床信息整合系统(如移动查房系统、临床医嘱系统)、医院内部管理系统(如药库管理系统、医院报表系统、院长决策系统等)、远程会诊系统以及针对科室的日程排班管理系统、全科协作科研病例记录与随访系统、专科管理系统。而当下参与医院信息化建设的主要是国内几百家 HIS 厂商,绝大多数的 HIS 企业规模都非常小,大多数企业都只有

50 家以下的用户数,行业排名靠前的是嘉禾、东软、方正众邦、卫宁软件等。目前 HIS 行业主要有 2 种经营方式,一种是基于大型医院,采用项目化方式运作,按需实施订做;另一种就是基于中小医院,采用商品化方式运作、标准化产品批量推广、零星改动。

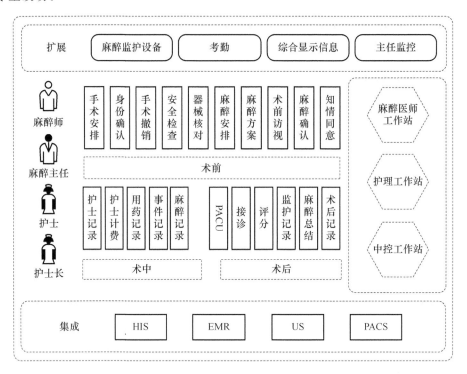

图 4-3　东软数字化手术室解决方案结构图

4. 行业交流类

智慧医疗涉及医疗行业中的各个利益相关方,其衍生产品自然包括面向医疗工作者之间的信息交流、教学指导类的产品。随着网络通信技术的高速发展以及医学技术水平的不断提高,外科手术技术和手术方法也迅速发展。传统的手术教学系统的弊端也越来越突显出来,手术现场学习效果也不够理想。闪联公司推出的"数字化高清手术室系统",是辅助临床医疗而设计的一套安全的高清医疗手术辅助系统 SkyIVT,医生、护士、医疗专家及学生们,可在会诊室、会议室、示教室和医生办公室等区域进行实时观摩、学习手术操作过程。同时,系统提供音像视频录制功能,可将手术操作过程录制成教学影像课件,供实习医生、医学院校学生学习使用,也可作为多媒体医学病历资料保存使用。SkyIVT 不仅是一种强大的医学教学工具,通过它,还可以为现场手术医生和远程医疗专家们提供实时音像视频交流,共同分享视频图像,进行医疗会诊及二次诊断。另外,在紧急医疗情况下,如果发生医生和病人所说的语言不同,系统还可以接通即时传译服务中心帮助进行翻译工作。此外,还有用于加强医护人员间业务交流的应用产品。医生间交流平台建立的目的主要是为了共享医学知识和患者数据,提高医生之间的沟通效率,更高效的治疗病患,如国外的 G-Med、Doximity、Sermo、Doctor At Work 等平台,而国内也有如云医、医脉通、爱医生网等医生社交应用网站。目前这类平台除深度垂直于医生交流外,还均开始横向探索智慧医疗的其他方面,与医学知识库、医学工具、医患交流甚至远程诊断治疗等应用领域互相交叉覆盖。医学知识库的应用最具代表性的要属全球第一家上市的移动健康公司 Epocrates,他们的主打产品是药品和临床治疗数据库,上市时用户已覆盖全美 50％的医生。此类应用不仅为药企和医生提供了数以千计的处方药和非处方药信息,包括药效、副作用、剂量、药物相互作用、价格、医保情况等,还可帮助医生进行处方决策、提高医生工作效率并提升患者满意度,并能在美国大部分的手机平台上使用。此外,还能为医生提供手机上的临床信息参考、循证医学处方集、治疗指南,帮助医生提高自身医疗水平。国内此类的应用平台有丁香园和杏树林等,丁香园拥有行业内最大的生物、医学和医学生社区,近年来还推出了用药助手、丁香客、丁香学院和其他覆盖几乎医药研发全产业链的应用;而杏树林则是专注于为医学专业人士开发的移动工具,旗下目前有“病历夹”、“医口袋”、“医学文献”3 款产品,覆盖了电子病历、国内外医学期刊定制和医学资料库(如临床指南、药典、检验手册、医学量表等)这 3 个应用领域。

4.2　发展模式创新

在“互联网＋”的大背景下和政府政策的大力支持下,医疗技术飞跃发展,借力信息化新技术、信息平台的搭建和智能化设备的辅助功能,智慧医疗与移动医疗相结合,协助人们构建了以病人为中心的医疗服务体系。当今医疗发展的趋势特征是生命与健康规律的认识趋向整体,疾病的控制策略趋向系统,强调日常生活行为对疾病发生发展的重要性,从而强化对个体生活行为的干预,以达到预防疾病、控制发展的目标。越来越多的智慧医疗相关方案被应用到患者的日常护理和人们的生活之中,医护人员能够利用移动医疗终端完成以病人为中心的各种医疗项目,并提供准确的健康监测和分析。智慧医疗推动了就医模式的创新,改变了传统的医患关系,通过服务成本、服务质量和服务可及性这三方面的优势,智慧医疗被更多地应用到医疗服务机构之中,其发展模式呈现多元化表现形式。

“智慧医疗”是指利用物联网技术,实现患者与医务人员、医疗机构、医疗设备之间的互动,推动医疗信息化模式创新,最终实现实时、智能化、自动化、互联互通的动态服务。当前广受认同的是基于物联网的智慧医疗技术体系架构,其业务标准和技术标准领域较为广泛。"智慧医疗"的概念绝非凭空产生,而是在当代信息技术与生命科学的基础上,随着"智慧地球"的提出而出现的。2009 年,IBM 总裁兼首席执行官彭明盛首次提出"智慧地球"这一概念,指利用物联网技术建立相关物体之间的特殊关系,并提出了包括智慧医疗在内的六大推广领域。自智慧医疗的概念被提出,IBM 相关人员在 2009 年的 HIMSS 大会上提出将其内容概括为数字化医院和区域卫生信息化两部分。随后,国家出台相应政策进行指导与推进。部分城市提出了关于智慧医疗的建设理念和实施方案,智慧医疗这一体系在我国初步着手实践。

"智慧医院"是未来"智慧医疗"体系中重要的组成的部分,旨在利用先进的互联网及信息化技术来改善疾病预防、诊断和研究,并最终让医疗生态圈的各个组成全部受益。患者可通过各种信息化手段实现就医需求,简化就医流程,同时减少就医人力与时间成本,最终实现自助就医。

21 世纪初,国内部分信息化程度较高的医院在原有数字化医院的基础上,开展了智慧医院建设的尝试。部分城市相继提出了智慧医疗的建设理念和方案,其中,上海市制订了"覆盖医疗保障、公共卫生、医疗服务、药品保障"的医疗计划;北京市建立了覆盖急救指挥中心、急救车辆、医护人员以及接诊医院的全方位、立体化急救医疗卫生信息系统;苏州市推出了"智慧医疗收集挂号系统";云南省携手IBM 共同打造了基于面向服务架构的"医疗信息化资源整合平台",缔造具有自身特色的智慧医疗;宁波市卫计委也与卓健科技联手推出了"医院通"宁波区域医疗平台;绍兴市卫计委同样与卓健科技合作,打造绍兴区域平台"健康绍兴";杭州市卫计委与卓健科技合作推出"杭州智慧医疗"。在远程医疗方面,我国也有一定涉足。截至目前,通过卫星、光缆、电话线等多种媒体的远程医疗手段已在一定程度上进入医疗市场,并对偏远地区医疗现状起到了较为良好的影响。

4.2.1 智慧医疗发展现状

目前,智慧医疗的重要性已逐步为大众所熟知,在国家、各级政府的积极推动,各级医疗机构的积极倡导与响应的背景下,智慧医疗已真正成为大势所趋。综合看来,智慧医疗在未来的发展前景较为可观,国家也已正式提出响应的改革要求。当前,智慧医疗的发展现状呈现出一些特点:

(1)市场规模持续扩大

近些年,我国医疗卫生行业信息化市场持续高速稳健地发展,随着医疗机构与患者对于智能信息化医疗模式需求的不断深入,移动应用系统应运而生,并在大型医院较为广泛地投入使用,社交媒体继续尝试提供新的医疗服务模式,云计算技术被大力推广并且逐渐应用。据统计,2012 年我国医疗卫生行业信息化市场规模约为 170 亿元,同期增长 21%。截至 2014 年,这一市场规模已超过 200 亿元人民币。

（2）医疗改革对于医疗信息化的深入影响

以我国医疗改革中医药分开的内容来说，实施医疗与用药分开的地区，已不再仅仅停留在北京与上海，更多城市地区的医疗机构正在积极加入到这个队伍当中来。随着医药分立改革内容的实施，医疗服务项目的定价、计价以及其监督管理也将在不久的未来走向正轨。医疗改革的其他内容也同时在惠泽到公共卫生服务及相应信息化管理的各个方面。

（3）医疗机构不断加强"智慧"建设

政府对于基层医疗卫生机构的财政补助政策，大大提高了新农村医疗合作的保障水平，带动基层医疗卫生机构的投入增加，基层医疗卫生机构的信息系统建设加速。值得一提的是，目前我国中西部地区的大部分社区卫生服务中心以及部分乡镇卫生院都已将 HIS 与 CIS 系统投入使用，早已安装使用的东部发达地区将持续升级，东西部各地区对于统一医疗信息化平台的需求极大提升，更是促进了各级医疗卫生机构的信息化建设。

4.2.2　智慧医疗发展途径

智慧医疗模式旨在利用各类现代化信息科学技术，通过感知、物联、智能等方式，将医疗与整个社会生态圈联系起来并及时响应各类医疗卫生圈的多种需求。目前，医疗市场上的可穿戴医疗设备、电子病历、个人健康档案等等引领新潮流的内容琳琅满目。实现医疗改革模式的信息化，必然需要解决医疗机构日均产生的海量数据的生命周期的问题，即数据的存储、分析、使用等问题，面对此类日益高涨的需求，智慧医疗云应运而生。此外，随着医疗模式默默将重点从治疗转化为预防时，当人们将目光更多地聚焦在自身健康与外界联系时，传统的医疗模式已无法满足人们日益高涨的新兴需求，一个新的领域隆重登场，即物联网医疗。

1. 智慧医疗云

打造健康档案，建立前沿统一的个人电子病历，持续建设区域医疗信息平台，均需要利用最先进的物联网技术，以实现患者与医务人员、医疗机构、医疗设备的互动。医疗卫生行业以其信息密集著称，具有天然的大数据特征。随着大数据逐步开始引领潮流，数据分析与挖掘技术从崭露头角到不可或缺，以及国际市场上各种通过大数据的收集分析形成新的成功的市场模式的大力推动，愈来愈多的机构、企业融入到数据中心当中。各类云端数据平台不断涌现，数据云的前景可见一斑。近些年，市场上数据云技术的不断成熟以及其规模的持续扩张无疑刺激了更丰富的互联网创新，并被应用于各个领域。智慧医疗云正是在这样的发展背景下，以健康为中心，关注民生，利用数据洞察到知识等一系列分析技术，尽可能收集更多的医疗数据，同时达到数据存储与整合的目的，提供包括预防、保健、治疗、康复、监管、健康管理等一系列管理模式在内的一体化全面健康云端服务，实现健康档案全人群覆盖,卫生信息全数据共享,医药卫生全业务互通,社会保障全方位协同。

在成功搭建智慧医疗云平台后,海量数据可以实现整合及仓储,不同的数据格式将被统一,数据不再只是数据,而是成为大数据到知识的突破。在统一的平台管理模式及资源分配的前提下,资源的利用率及产品质量都会相应提升。数据量的不断升级,大数据平台信息整合分析相应的可视化等应用也将直观提供人们对于日常生活及健康管理参照的标准依据,与此同时,数据的一体化本身将大幅提升数据管理与存储的效率,保证信息安全。

2. 医疗物联网

随着人们生活质量的提升,与现代潮流文化的引导,人们越来越关注自身健康状况。为了推动医疗卫生服务模式的发展,医疗物联网(Medical Internet of Things, MIoT)正是在这样的医疗模式发展浪潮中异军突起。MIoT 为医疗物联网提供服务,采用医疗传感器技术、射频与条码识别技术、室内和室外定位技术等信息传感设备,通过无线和有线网络,按照约定的协议,借助移动终端、嵌入式计算装置和医疗信息处理平台进行信息交换和处理。它支持医疗机构人员可通过信息化处理方式如数字化采集、处理、存储、传输等方式简化医疗机构工作流程,提升工作效率,使医疗信息更加精细化并更易存储,从而支持医疗机构在大数据分析挖掘背景下的可视化处理等内容。

移动医疗,作为物联网医疗发展的重要领域,正不断提高在公众视野出现的频率。美国医疗信息和管理系统协会 HIMSS 对移动医疗 mHealth(m-health 或 mobile health) 做出如下定义:通过使用移动通信技术,例如笔记本式计算机、平板式计算机、智能手机、3G/4G 移动网络和卫星通信等来提供医疗服务和信息。移动医疗以其引领潮流,以及可观的发展著称。在物联网大背景下的临床信息系统管理方面,从最基本的身体健康状况数据的记录到移动护理管理模式,从可穿戴医疗设备到慢性疾病远程管理模式,移动医疗无一不崭露头角。另一方面,在硬件设备及软件技术交涉较少的人员管理、物流管理以及财务管理方面,移动医疗也将逐渐凸显其重要影响。

医学行业的发展,人们思维观念的提升无一不将大众的目光从治疗转向预防,这不仅是现代医学发展的一大趋势,也是应对慢性病发病率持续增长的不二法门。"微型化、智能化、个性化和网络化"成为医疗卫生行业新的代名词,可穿戴技术逐渐走入人们的视线。日均产生的海量数据不仅需要被采集,更是在挖掘分析整合成为知识后才极具价值。根据大数据平台分析出的模式样本,医疗机构的专家及工作人员针对该模式提出的解决办法才更具有针对性,甚至可以在危急关头提供帮助。2011 年,杭州师范大学联合附属医院与拱墅区卫生服务中心建立开展远程医疗心电监测系统,居民们如需专家问诊,只需将在社区卫生服务中心检查的心电图数据发送至附属医院,居民不再需要排队就诊,避免了在危机时刻错过最佳救治时机,更是对医疗机构及患者双方时间成本的节省。遇到急性心梗的患者,社区卫生中心和医院可第一时间实施急救措施,开通急救绿色通道,缩短救治时间,提高抢救成功率,目前该系统已经覆盖拱墅区所有卫生服务中心,已监控 1 500 例患者。

4.2.3　医疗健康服务模式

医疗健康服务盈利模式创业切入点包括资讯知识、在线咨询、细分工具、智能硬件、在线社区,大体来说,医疗健康领域的服务模式涵盖以医疗信息为主题的服务模式,通过社区的不同渠道指向商品的电商模式,以论坛等形式获取服务的本地消费模式,以及新兴 HMO 模式。其中,医疗信息服务模式将为大众提供尽可能全的信息与知识,在业内建立相对权威,通过用户的口碑相传而实现用户数据群的突破,此后,将会实现为用户提供的各类线下服务,以此赢利。电商模式同样通过如社区类的渠道来获得用户,并为用户指向相关产品。而本地消费模式则与传统模式相结合,多为本地用户提供上门服务。HMO 模式则通过为会员提供一定范围的健康服务,如在月付费或年付费的基础上提供预防性护理服务来实现赢利。尽管四大模式赢利模式不尽相同,其本质都是在大数据的背景下,为用户提供数据知识帮助了解、数据分析帮助筛选、数据存储帮助管理的数据服务的互联网商业化模式。

1. 医疗信息服务模式

在智慧医疗发展的大潮中,母婴健康一直是热门的创业方向。这不仅是因为,母婴群体对医疗健康服务具有长期、高频的需求,是一个广度、深度都足够大的垂直创业领域;而且随着二胎政策放开,中国将迎来新一轮婴儿潮,母婴健康创业的想象空间被提升到一个全新的层次。在火热的创业氛围下,选择不同切入点的创业公司纷纷涌现,母婴健康的商业变现路径也在慢慢浮现。

表 4-1　赢利模式:母婴类医疗信息服务

切入点	代表 APP/公司
资讯知识	
在线咨询	妈咪知道、崔玉涛育学园
细分工具	
智能硬件	快乐妈咪、萌动
在线社区	超级疫苗表、小豆苗疫苗助手

母婴 APP 抓住新生儿家庭对于母婴保健知识的需求,收集整理大量相关内容,为父母们提供尽可能细致的信息服务。此类 APP 有其优势的一面,如可以提供较为全面的知识点、信息服务、知识产出,能够解答很多关于婴儿及孕期健康的医疗问题。然而,与多数 APP 一样,其也有功能薄弱的一面,如与面向一般群体的

移动医疗 APP 一样,母婴 APP 不能够通过线上方式完全解决孕期女性和婴幼儿所有的医疗健康问题。因此,目前母婴 APP 的发展方向逐渐过渡到线上提供综合性、常识性、知识性、普遍性以及浅显易懂的信息服务,以便用户可以自行查阅。至于较为深层的,用户无法自行解决的问题,则需要通过 APP 线下联系医生诊治来处理。在当前的形势下,资讯知识与在线咨询的联系方式较为适应市场前景。资讯与知识的结合可以回应大量基础性、一般性、普遍性的需求,这部分需求可以通过自行查阅来解决,对于 APP 来说,也是一举两得,因其可以高效应对庞大用户群体,并同时维持较低的边际成本。以"妈咪知道"等 APP 为代表的一些母婴 APP 在资讯与知识方面足够关注,"妈咪知道"本身投入大量技术力量,专攻母婴健康知识百科信息,通过各类大数据技术为其保驾护航,匹配用户需求。如此一来,线上应对基础性需求的效率快速提升,与用户形成良好的互动模式,为其赢利的在线咨询与线下医疗服务做出良好的先期铺垫。

"妈咪知道"是一款妇儿健康咨询的医患沟通类 APP,这个平台的最大特点是,利用大数据算法为妈咪匹配场景化、个性化的资讯和问诊服务。其用户目标群是孕妇和家有 18 岁以下孩子的家长人群,这个群体自带口碑传播的特点,因此,即使没有做前期的宣传推广,"妈咪知道"目前的用户群体已经突破 300 万,且用户的好评率是 96%,用户重复提问率 64%,月平均提问 3 次。"妈咪知道"的用户端产品具有一些特点,首先其建立了极为专业的育儿百科平台。"妈咪知道"定位于提供最专业的、海量的原创内容,文章、资讯与经典案例都会涵盖其中。针对这个定位与在线服务的需求,"妈咪知道"独家签约了全国一线城市三甲医院的 1000 名产科、儿科医生。收集大量专业信息后,"妈咪知道"打造了国内首个"妇儿医生原创文章库",与此同时,所有科普文章需经过专业医生审核团队把关后才可发布。其次,"妈咪知道"能够提供及时细分的问诊服务。对于线上部分的服务闭环,"妈咪知道"基于"问诊"核心服务,推出升级版的急诊功能,并逐渐向 PGC 内容去孵化,打造一个横轴。而纵轴方面,"妈咪知道"将深入挖掘场景化体验。在母婴医疗领域,有很多细分的场景。比如对于有过敏性体质的宝宝、有眼科牙科问题的宝宝、早产儿宝宝,他们所需要的服务是不同的。而这些服务的落地,都是以线下的门诊来实现。再次,维持医生组织管理的先进性。"妈咪知道"的医生均为线下独家签约的形式,始终坚持线下筛选而非线上注册。目前,"妈咪知道"的合作医生均来自北京、上海、深圳、杭州、南京、广州、成都、重庆、长沙三甲医院的产科和儿科医生。而且,与医生前期沟通后,"妈咪知道"将会有专门团队与每个医生面谈,如果医生认同"妈咪知道"的理念,并承诺遵守服务要求才能够签约加入。

2016 年 1 月 18 日,"妈咪知道"4.0 版本上线,该版本做出了新的突破,正式试水商业化。据动脉网获悉,此次商业化的尝试,"妈咪知道"将新增快速问诊功能。医生将实时在线,用户只需支付平均 1.7 元/分钟的费用,便可以在 1 分钟内获得医生的回复。"妈咪知道"将于 2016 年启动儿童健康保险服务,与保险公司展开对接,为其用户提供健康管理医疗服务。"妈咪知道"也将在 2016 年尝试开设一家自营线下诊所。至此,"妈咪知道"的大体赢利模式脉络显露无疑,由大量免费基础信息主推的专人专业服务模式成功打造。

2. 电商模式

医疗服务行业电商模式的创业切入点为资讯知识、在线社区。

由于电商在国内起步较早,至今已较为成熟,其竞争的激烈可想而知。目前,普遍认为较为合适的创业切入点为在线社区。由于现代人们对于电商的服务模式太过熟悉,人们越来越注重商品的好评率。多数认为需要第三方评价的机构能够帮助自己进行筛选,确保自己能够获得性价比较高的产品。因此,从母婴主题的社区引领到母婴电商算是一个较为合适的办法。目前,医疗服务领域的在线社区并没有受到足够重视,但也恰恰如此,其非常适合作为母婴电商发展的基础。商家可以通过尽量丰富主题与信息知识来尽力满足妈妈群体的需求,而妈妈们的口碑相传又能够促进社区的活力与用户群体规模。在此基础上,通过社区商圈或社区推荐这样顺其自然的赢利模式也就会应运而生。目前,较为前沿的由母婴社区通向母婴电商的成功案例非"宝宝树"莫属。

"宝宝树"的知识服务内容从孕育、健康到时尚、情感等一应俱全,积累了较为庞大的用户群。在此天然优势的基础上,"宝宝树"成功推出母婴电商业务产品,还开展了线下早教品牌米卡成长天地及孕妇智能手表、智能相框等硬件产品。

2007 年 3 月,谷歌前亚太区营销总监王怀南和前易趣创始人邵亦波联合创办"宝宝树"。"宝宝树"从打造母婴社区网站开始,逐步拓展业务,目前已涵盖线上线下,线上母婴社区网站、母婴手机应用(APP 名为宝宝树孕育)、母婴电商平台一应俱全,线下业务包括早教品牌米卡成长天地及孕妇智能手表、智能相框等硬件产品。"宝宝树"方面提供的数据显示,目前"宝宝树"覆盖了 80% 的中国上网父母,其用户月度访问量于 2013 年超越美国母婴网站 babycenter 成为全球第一,目前月独立访问量超过 1 亿。据了解,目前国内 B2C 市场母婴市场份额的前三名分别是天猫、京东、苏宁红孩子,这三者的市场份额达到八成以上,此外,还有诸多线下母婴店开始转型做线上业务,如老牌母婴实体品牌乐友等,也开始蚕食线上的流量,留给垂直母婴电商的份额并不大。

3. 本地消费模式

本地消费模式的创业切入点为智能硬件、在线社区、上门服务。

本地消费算得上是根正苗红的传统消费模式。在目前互联网的大背景下,本地消费模式也需要与互联网及时联结,以确保市场规模和用户人群。在该模式下,比较适合的创业切入点为上门服务、在线社区与智能硬件。就母婴领域来说,母婴上门护理服务行业中,仍存留上门 O2O 创业的特征,如对轻重模式的选择及服务流程的优化等内容。

目前,母婴上门护理服务需求量正在不断激增,在一线城市尤为明显,究其原因,我国一线城市准爸妈的生育年龄逐渐走高,多数父母双方均需工作,带孩子的时间无法保障。另一方面,年轻的父母在婴儿孕育方面的知识仍有不足。孩子带着全家的关注,自然需要得到最好的照顾,这时,对优秀护理师的需求就会极为强烈。自营模式较简单的平台来说更加适合母婴上门护理的市场。自营模式可以及时满足用户需求,与此同时还能够通过优化服务质量,改进服务流程来提升整体的美誉度,保障良好的用户体验。

此外,与直接上门护理不同的模式,如通过在线社区引导母婴本地消费的模式也有成功案例。如"元子育儿","元子育儿"并非以知识丰富、信息量大来取胜,而是将关注点有意识的放到婴幼儿心理健康成长方面。通过不定期组织丰富主题的线上活动,来聚集大量的用户群体,而后将活动从线上延伸到线下,发展线下活动时与本地商家合作,打造用户本地消费的赢利模式。另外,有些公司也有从智能硬件直接引向本地消费的案例。如上海更多网络推出一款 MO 智能秤,该产品可以为胎儿预估重量、基础代谢率、水含量、骨骼密度及 BMI 指数等指标来测试婴儿的健康程度。推出该类产品的目的是要整合线下资源,建立整套家庭医疗服务体系。

4. HMO 模式

HMO(Health Maintenance Organization)指卫生维护组织,是一些发达国家普及的管理式健康护理。HMO 旨在通过协调所有医疗资源并避免所有不必要的或不适当的服务,提供预付费用较少的健康护理服务。在发达国家中,健康管理与医疗保险结合模式十分普及。国内目前此类服务较少。

在互联网医疗的大潮中,有为数不多的重资产模式运作者,平安是其中较为突出的一位。平安推出平安好医生 APP,并为其构建了医疗计划版图,在这个版图中,此 APP 将入驻上千名全职医生,线下也将建立万家诊所、名医中心、三网合一的"医网、药网、信息网"。平安好医生首先通过为用户测量精准的运动情况并提供相应奖励招揽用户,用户想要领取奖励,需每日坚持登陆平安好医生 APP 来查看自己的运动情况。同时,平安好医生还提供用户与好友之间的排名情况,以刺激用户交流的话题并达到用户之间口碑相传的目的。

目前,平安未来的量大核心战略已确定为资产管理和健康医疗,其中,资产管理将以平安一账通为核心,健康管理确定以电子健康档案盒健康管家移动平台为核心。"医保一账通"是平安面向全国的医保系统建立的智慧医保管理和服务系统,平安将与各地医保合作,实现当地医保系统和平安医保一账通的互联互通,帮助整个医保系统在效率和服务方面的优化。超过 100 个合作城市的"医保一账通"也为整个系统的建立提供了助力。健康医疗服务涵盖线上门户平安好医生 APP,以及线下私人诊所、体检中心等机构。平安致力于搭建一站式、全流程、O2O 的健康管理及医疗服务平台,还启动了 10 年、500 亿的"万家诊所"计划。

据悉,平安健康险在中国高端医疗市场中具有 10 年的网络资源,需要时可以 7 天 24 小时不断地为用户提供服务,服务内容包括 100 多个城市 2 000 多家公立医院的门诊预约、就医推荐等服务。医疗网络范围涵盖大陆、香港、台湾、新加坡、澳门以及美国联合健康和 ACM 的医疗网络。通过庞大的医疗服务网络,用户已然可以在全球范围内得到网络医疗服务。HMO 模式虽然具有前瞻性,但它的成功也建立在各领域公司的整合统一服务平台和用户对网络就诊的意愿之上。平安好医生就是平安 HMO 模式中的一个核心平台,平安相关负责人曾公开表示,"医网"通过建立自有或签约医院等提供医疗服务,并将建立会员制体系。"药网"则通过控股一家药品采购和销售的经营实体,以网上批发和网上零售为营销手段,降低药品经营成本,并通过医网与信息网平台进行专业的处方管理,为慢性病患者提供药品管理及配送。"信息网"是通过会员制营销,建立客户电子健康档案。目前,平安已全资收购 B2B 快易捷,并计划通过 B2C 零售网络、厂家直销网络等网络提供药品销售,配送服务。平安已与三星电子建立战略合作伙伴关系,双方将携手进军数字健康管理市场。

4.2.4　智慧医疗发展问题及解决建议

目前,智慧医疗尚处在初步发展阶段,并没有成熟的成套的机制体制保障运行与发展,行业需要统一标准的制定。因此,政府主管部门应推动产业标准的建立。智慧医疗产业涉及较为广泛,不仅是跨学科的整合平台,更是跨领域的融合产业,其涉及的各类标准纷繁复杂,此时,政府更应出面组织成立专业人员和机构,加快制定出相应的规范标准。

技术方面,智慧医疗现行技术及设备并不能满足日益增长的对医疗行业的需求,智慧医疗的发展一定程度上基于专用传感器的研发及产业化。医疗健康管理方面的各类传感器作为智慧医疗的核心产品,虽然在市场上呈现出琳琅满目的乐观态势,但其仍面临各种亟须解决的问题。目前的无线网络环境复杂,开发自适应传感器通信网络接口的突破迫在眉睫。就整个市场来说,核心传感器使用的协议多为私有协议,具有较差的开放性,整个行业统一协议实现开放十分重要。医疗健康行业的传感器多涉及用户隐私的数据,那么对于传感器与物联网各类设备数据交互方面的隐私保护问题就会日益凸显,这需要国家政府在法律层面上出台相应保护隐私数据的政策法规。

目前,智慧医疗并没有进入到十分成熟的模式,在此期间,医疗机构的运营模式就有可能维持原有的模式。如何实现综合创新的运营模式,运用各类信息化先进技术与手段,解决医疗机构之间的资源失衡现状,也是亟须解决的新议题。

在医疗大数据的背景下,医疗云平台的建设是一种契机,更是一个起点。而目前,全国尚未出台统一的医疗大数据云平台,这不仅不能顺利帮助存储整合医疗行业数据,更是让医疗行业的整体改革放缓了脚步。因此,政府应帮助医疗行业加快医疗云平台的建设,并帮助医疗行业与其他各领域实现互联互通,协同合作,使医疗行业真正融入到社会的每一个行业,形成高效的有机整体。目前,个人电子健康档案被广泛提出,江苏省人民医院就已建成个人健康档案库。该库包含有相关人员的基本资料,其自身疾病及健康问题、服务记录,以及动态远程监测数据。该库的建成,大大减少了医患之间的各类成本,是电子健康档案的先驱成功试点。大量新技术的涌入,新兴理念的提出为智慧医疗带来众多商机。目前,以智慧医疗为契机创业的企业与个人均不在少数。据统计,6 大创业切入点包括资讯知识、在线咨询、细分工具、智能硬件、在线社区、上门服务。

创业切入点都将导向 3 大赢利模式中的一个或多个,但并不是每个切入点都能最终顺畅落地,走通赢利的商业变现路径。在动脉网看来,每个切入点和赢利模式之间的关系不是"等长"的,而是具有不同程度的强弱关系,存在着最优路径、干扰路径和摸索路径的区别。

第 5 章　国内外智慧医疗企业发展情况

本章分别从国际和国内智慧医疗健康市场分析,介绍国内外知名企业的发展战略和服务模式。

5.1　国际名企的智慧医疗健康发展情况

目前,国际上一些著名企业都早已展开了对智慧医疗健康的研究,像苹果、谷歌、三星公司等都在探索自己的道路。

5.1.1　海外著名企业发展战略和服务模式

1. 发展战略

(1)苹果公司。在智慧医疗方面的发展主要是开发医疗应用平台,而且服务更广,包括电子病历和医疗保险方面的内容。目前在市场上的发展主要如表 5-1 所示。

表 5-1　苹果公司智慧医疗健康的主要研究成果

时间	主要成果	成果介绍
2014 年 6 月	HealthKit 移动健康应用平台	收集和分析用户的健康数据,并将与美国电子病历提供商 Epic Systems 和 Mayo Clinic 开展合作,将 iOS 健康应用程序与电子病历数据分析比对实现同步,即用户通过应用程序测量的健康数据能够及时发送到用户医生手中。
2014 年 9 月	Apple Watch	专门为医疗供应商和医生服务定制 APP,包括提供各种数据参考和计算公式、电子健康记录系统、医生交流平台等。
2015 年 3 月	ResearchKit 医疗应用平台	开源,可基于此开源架构创建出各种健康应用,通过 iPhone 适应后可以收集各类病患的健康数据,是一个比 HealthKit 更开放更专业的平台。

（2）谷歌公司。在智慧医疗方面的定位主要在于将健身应用程序和可穿戴设备进行同步，涉及电子病历和医疗保险方面的内容较少。并且谷歌公司医疗类应用的数量受限于其 API 的缺乏，不能像苹果 HealthKit API 能够实现医疗和健身应用相互通信。其目前在市场上主要发展如表5-2 所示。

表5-2　谷歌公司智慧医疗健康的主要研究成果

时间	主要研究成果	成果介绍
2012 年 4 月	Google Glass（增强型眼镜）	APP 允许佩戴者连续拍摄基于免疫学诊断的检测照片，并上传到中央服务器，服务器软件处理照片，确定诊断结果，再回传给佩戴者。
2014 年年初	血糖监测隐形眼镜	使用微型血糖传感器和无线发送器，通过对眼泪分析监测出体内血糖浓度，可让患者摆脱对血糖仪的依赖。
2014 年 3 月	Android Wear 可穿戴设备平台	用户能通过此平台设定健身目标，了解健身情况。
2014 年 6 月	Google Fit 的医疗和健身平台	从包括 Fitbit、Jawbone UP 和耐克 FuelBands 在内的第三方可穿戴设备收集数据。

（3）三星公司。三星公司智慧医疗首先从手机应用逐渐步入市场，然后在其引导下开始发展可穿戴设备，并逐渐建立医疗平台，进而一步步地推动医疗服务移动化的发展。其目前在市场上发展如表5-3 所示。

表5-3　三星公司智慧医疗健康的主要研究成果

时间	主要研究成果	成果介绍
2013 年 3 月	Galaxy S4 中内置了 S 健康	该软件可以显示一些个人身体状况，有计步器的功能，还可以计算出走路所消耗的卡路里等。
2014 年 2 月	Galaxy S5 内置心率传感器	监测到的心率数值可供医疗使用。
2014 年 2 月	宣布与加州大学旧金山分校（UCSF）结盟，成立三星-UCSF 数字医疗创新实验室	该实验室为成员提供一个开发和测试全新智慧医疗技术突破的平台，无论是可穿戴传感器，还是基于云计算的技术。
2014 年 5 月	健康追踪腕带 Simband 及 SAMI 平台	Simband 不仅可通过采集佩戴者皮肤辐射的不同波长追踪用户的血压、呼吸、心率、血液二氧化碳含量等健康数据。同时，Simband 也可实现 24 小时供电，支持用户睡觉时"腕上充电"。SAMI 平台可支持腕表与手机健康应用进行实时数据传输，不仅收集 Simband 佩戴者的各类健康数据，也能获取更多接入该平台的其他电子健康应用设备中的资料。
2015 年 6 月	与中国用友软件公司签订协议，建立医疗信息系统	提供远程医疗服务。

　　S-Health 是三星所研发的健康应用,是其手机和穿戴产品健康功能的基础。目前支持的硬件产品包括智能手机(Galaxy S4 及之后发布的旗舰机,如 S5,6,Note 3,4 等)、平板和智能手表(Gear)、智能手环(Gear Fit)等产品。

　　S-Health 目前的主要功能有血压监测、血糖监测、心率测量、血氧测量、压力评估、体重监测、热量摄入、睡眠监测、UV 测量以及记步锻炼等,如图 5-1 所示。

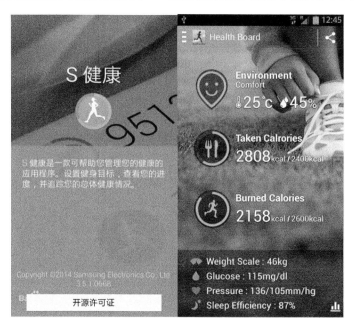

图 5-1　三星 S-Health 产品主界面

　　血压、血糖和体重监测功能都是通过配件来采集数据,然后由 S-Health 统计一段时期内血压、血糖和体重的变化情况,以曲线或柱状图显示,以判断血压、血糖和体重是否在正常范畴内。

　　热量摄入功能是通过记录一段时间内的食物信息,以曲线或柱状图显示卡路里摄入情况,统计分析出饮食规律,并给出建议。

　　睡眠监测功能需要与三星手环配合使用,主要是通过监控睡眠中的动作来判断其是否睡着,从而计算出睡眠效率,并按照天/周/月/年显示统计信息。

　　记步锻炼功能主要是通过记录步数、距离、时间,运动类型等信息计算卡路里消耗数目,设定目标并提示完成情况,显示温湿度等舒适程度等信息。

　　心率测量和血氧测量由手机内置的和手表、手环内置的红外、照相传感器感应测量结果,并可以给出统计结果。

　　智能体成分分析仪采用生物电阻抗原理,测量人体体重和阻抗并通过手机 APP 上传到云端,分析得出多项人体成分数据。测量及分析得出体重、BMI、体脂率、体脂肪、去脂体重、内脏脂肪指数、身体水分率、身体水分、肌肉量、骨量、基础代谢率和健康评分等,并和标准值做出比较。

智能体成分分析仪更重要的功能在于,在获得上述体重及体成分参数的基础上,可依据当前体重、目标体重、初始体重和设定的完成周期,分析得出每日饮食摄入和运动消耗的能量推荐值,并推荐相应的食物及运动的具体方案,帮助用户完成体重管理的目标。突破了健康管理的空间局限性以及人工指导局限性,实现了自我管理健康的新型模式。

智能体成分分析仪同时可以周、月、季、年为单位,对历史数据形成曲线并做出解读,为用户在自我管理健康的过程提供数据支持以及方案调整的指导。

智能食物分析仪通过蓝牙与手机 APP 相连,将数据上传到云端,从而可分析得出多项食物所含的能量值和营养素:蛋白质、脂肪、碳水化合物、钙、铁、钾、钠。

智能食物分析仪会根据每名用户的个体差异设定专门针对个人的每日摄入能量值,用户每天置于设备上进行称量的食物都会被记录,并在 APP 端显示,累计它们的能量值,与建议值进行对比,对每日摄入的能量进行预警。是大众的饮食管家,为宣传健康饮食提供了更加直观的新型模式。

智能食物分析仪还可以让用户在 APP 设置自己患有的疾病,系统就会自动判断针对此种疾病需要禁食的食物有哪些。当用户将这些食物置于设备中进行称量的时候,系统就会预警,提示用户不宜食用这些食物。起到为疾病用户提供饮食指导与监督的作用,是用户贴身的饮食管家。

2. 服务模式

(1)苹果与谷歌。目前各大企业都想在智慧医疗领域获得一席之地,选择不同的切入点就会有不同的服务模式。结合谷歌与苹果公司的医疗行业投资布局来看,智能硬件是其切入智慧医疗的第一步。谷歌在 2012 年正式发布的轰动全球的谷歌眼镜于次年七月完成了在医疗领域的首次应用;苹果公司去年和 NIKE 合作开发健康追踪类产品并和 Fitbits、Jawbone 等运动手环厂商达成合作,今年 3 月又发布了可穿戴产品 Apple Watch。从 2013 年起,随着国内一大批智能硬件创业者的出现,谷歌与苹果等又将主要目标放在了医疗健康平台。谷歌在 2014 年发布了健康追踪应用开发平台 Google Fit,苹果公司也连续推出 Health Kit 与 Research Kit,Google Fit 的作用和 Health Kit 意义类似,为第三方健康追踪应用提供追循数据、存储数据的 API。现有健康应用提供的数据都是孤立的、片面的,用户无法据此对自己的健康状况获得一个全面的了解。所以平台的主打功能之一就是相当于一种可以收集用户健康数据的系统。

(2)CardioNet。CardioNet 是一家美国纳斯达克上市公司,这是一家心脏监测服务提供商,为患者提供长期远程心脏监测,在 2013 年刚上市时也是美国市场上唯一能够给内科医生提供一套完整的心律失常监测服务的设备生产商,其主要产品是 MCOT(Mobile Cardiac Outpatient Telemetry)能够记录 30 天内患者的心电图数据,并将数据通过网络传输到公司监控中心,后台系统对数据进行分析诊断并且将报告发送给患者。CardioNet 的优势在于设备便携穿戴以及背后的专业服务平台。

CardioNet 所提供的医疗模式其实是基于可穿戴式医疗设备的概念,主要依托便于穿戴且能自动上传收集到数据的传感器进行运作,做到定期收集、共享、分析所监测到的数据,并能在发生异常时及时有效地做出适当的反应,帮助患者进行健康管理。

该公司开启了可穿戴医疗赢利的新模式,它们通过向保险公司和研发机构收费实现赢利。2013 年 6 月 10 日 CardioNet 宣布美国联合健康保险公司与其签订了三年的协议,美国联合健康保险公司将购买大批产品为其超过 7 000 万的医保客户服务。受此消息影响,CardioNet 股票在一个月内累积收益率超过 100%。CardioNet 的客户主要以医疗机构和保险公司为主,由于缺乏专业医疗知识,个人客户很少,且不会主动购买。由于美国医疗保障系统比较发达,公众已经习惯了免费获取医疗服务,因此 CardioNet 与健康保险合作的模式能够锁定用户,很快获得市场认可。

5.1.2　海外其他智慧医疗公司案例分析

HealthTap。HealthTap 成立于 2010 年,从问答网站起步,目前聚集了 63 233 位医生,用户数达到 1 亿人,累计回复的医疗问题达到 19 亿个。HealthTap 的主要商业模式是患者付费 99 美元/月。HealthTap 于 2012 年 11 月推出新服务 DOConnect,依据 Medicare 及 Medicaid 两套医疗及保险系统,从 2 500 万笔转介数据中,绘制出医生之间的联系网络。此类工具首次开放消费者使用,至少能帮助患者,找到其他医生信任的医生。2014 年 7 月,HealthTap 推出了新服务 HealthTap Prime。Prime 用户将有一些特权,比如他们有个性化的信息流。Prime 用户还能够看到医生认可的医疗类应用,从而更好地管理自身的健康。当然,对于 Prime 用户来说,最重要的服务就是与医生的视频对话。他们还可以向医生发送图片和文档,而医生也可以看到病人的健康记录。HealthTap 是由患者与医生形成的网络,患者可找到医生,向网络成员提问,或付费后直接询问专科医生,网站已依据医生回复患者问题的频率,以及其他同行是否持相同见解,作为医生评级的依据,如今更增加转介绍记录这项新指标,HealthTap 运用地图,呈现个别医生在美国的城市、全州、全国获得推荐的次数,协助病患找到最受信赖的医生。

HealthTap 是一个全程满足病人需求的公司。从症状问题,到虚拟咨询,然后到诊断和开药方,都可以在 HealthTap 的平台上完成。

Zeo 是面向消费者的健康移动应用,通过一个可佩带的硬件,监测心率、饮食、运动、睡眠等生理参数,Zeo 提供移动睡眠监测和个性化睡眠指导。

主要产品形式和功能:ZEO 是一个腕带和头贴,可以通过蓝牙和手机或一个床旁设备相连,记录晚上的睡眠周期,并给出一个质量评分。用户可以通过监测得分变化或和同年龄组的平均值相比较,对自己的睡眠有一个量化的了解。另外,对于睡眠不好的人,ZEO 也提供个性化的睡眠指导,通过一些测试找到可能的问题。

赢利模式:主要是面向消费者的硬件销售和软件服务。Zeo 在赢利模式上有两种选择。一是软件即服务(SAAS)——通过用户订阅以及持续性赢收,二是用户购买设备产生利润。但采用第二种模式非常困难,因为公司为其头戴设备开价 99 美元,利润率并不特别理想。公司在 8 年内共融资超过 3 千万美元。

向雇主收费:Castlight(B2B 和 B2B2C)。Castlight 公司成立于 2008 年,公司主要致力于医疗价格透明化,推出医疗价格对比工具,开展 B2B 服务,让那些自身投保过的企业员工可以在看病检查时,对那些测试和流程进行价格和质量的对比。截至目前,Castlight 总市值为 12.63 亿美元。财报数据显示,2013 年销售收入为 1 300 万美元,利润为－6 200 万美元;2012 年销售收入为 400 万美元,利润为－3 500 万美元;2011 年销售收入为 200 万美元,利润为－2 000 万美元。Castlight 的赢利模式是向雇主收费(B2B 和 B2B2C)。

这家公司的使命就是将医疗保健透明化。我们都知道每一笔医疗保险服务费用的背后都隐藏着价格变动、报销限制、复杂的计算公式,Castlight 正是这样一家为客户提供透明、专业并为此做出医疗决定的信息服务提供商。

Castlight 给消费者提供个性化的工具来计算医疗服务的成本、质量和基础保健医疗福利等。由于在美国都是雇主给雇员安排管理式医疗计划由雇员选择,所以每个雇员有权选择自己的管理式医疗服务提供商,并每年为此缴纳一定的医保费用。

Castlight 能简化消费者的医保。其提供各种医疗术语的翻译工具和为用户需要考虑的健康保健控制计划。具体包括以下功能:

1. 一个用户友好的以网络为基础的比较工具,充分考虑到每位员工的个性化,个性化的显示出了各自自付医疗费用和质量信息;

2. 个性化的电子邮件警报和通知;

3. 其他医疗保健价格和质量变化,突出具体的成本节约机会;

4. 易于理解过去的医疗护理介绍;

5. 丰富的临床教育活动,帮助消费者对医疗保健的结果优化和计划。

不过值得指出的是,中国的医疗制度和美国的不同,目前中国没有管理式医疗的概念。

向医生收费:Zocdoc 医患对接平台。初创企业融资"新王"。Zocdoc 创立于 2007 年,是一家线上医生预约平台,服务遍及美国的 2 000 个城市,目前每月要向

500 万用户提供寻找医生和在线预约的服务。在 2014 年 6 月完成的 D 轮融资中，Zocdoc 募集资金超过 1.5 亿美元，市场估值超过 15 亿美元，成为纽约初创企业中名副其实的"新王"。

提供的主要服务：Zocdoc 提供高效透明的对接平台。基于地理位置，Zocdoc 为患者和医生提供了一个高效的对接平台，通过 Zocdoc 网站或是移动客户端软件，用户可以随时随地找到附近医生，并查看医生的资质认证、服务点评、空闲时间等信息，并在线与医生预约服务。

赢利模式：Zocdoc 对患者用户免费，对注册医生则要收取 250 美元/月的费用，目前有超过 530 万名医疗从业者在 Zocdoc 上向患者提供服务。2013 年，Zocdoc 的在线预约量增长 200%，移动端的预约量的增速则达到 500%。

经验总结：目前还不完全适用于中国，等待多点执业政策进一步明确可有发展空间。除了受到联网技术和移动设备的支撑，Zocdoc 的兴起与美国医疗行业的环境以及供需状况有很大关系。首先，在美国，大多数医生是自由执业，而不是像中国一样从属于医院，医生与患者是直接对接，而不必通过医院，Zocdoc 正是大大提高了这一环节的透明度和效率；其次，比起中国，美国的医疗资源供给相对充足，医生需要 Zocdoc 这样一个平台来接收患者资源。基于以上两点，Zocdoc 可以向医生收费的方式持续赢利，并且随着市场份额越来越大，不论是医生还是患者对于平台的依赖性也进一步增强，闭环商业模式逐渐稳固。

向医院收费：Vocera 医院移动通信。主要产品功能：Vocera 可帮助大型医院实现快速而有效的通信。随着医院规模的扩大，一个需要解决的重要问题是如何在医院内部实现快速而有效的通信，以应对各种紧急突发事件。Vocera 可以为医院提供移动的通信解决方案，其主要产品是一个可以让医护人员戴在脖子上或别在胸前的设备，可随时收发信息，随时通话并设置提醒，取代了医院过去使用的 BP 机。

Vocera 的赢利模式：主要是通过向医院收费实现赢利。2012 年 Vocera 共拥有医院客户 875 家，包括大型医院、中小型诊所、手术中心和养老中心等，其中 775 家在美国本土。公司 2012 年收入近 1 亿美金，主要来自向医院的 Vocera 硬件/软件销售以及维修服务。公司 2012 年上市，现市值为 3.3 亿美金。

经验和教训总结：Vocera 近年收入情况并不乐观，总收入增速大幅下降，净利润亏损显著增加。我们认为这主要原因来自于医疗信息化技术的提升，大量替代性、低成本解决方案不断产生，因此原有基于通信技术的产品可能会大面积受到基于互联网技术的产品替代，因此医疗新系统企业更多可以向互联网方向转型。

向药企收费：Epocrates 基于软件的双向服务。Epocrates 于 1998 年由两个斯坦福学生创建，2011 年上市，是全球第一家上市的移动健康公司，2013 年 1 月被美国健康护理技术提供商 Athenahealth 以近 3 亿美元的现金收购。

主要产品功能：Epocrates 拥有美国排名第一的移动药物字典，其的核心服务是通过手机软件向专业医疗从业者提供信息支持，包括药品相关信息、疾病相关信息、医疗实验室诊断信息等，从而帮助医生更准确和高效地为病人提供服务。目前有超过 140 万的临床医生使用 Epocrates 的手机软件。

主要赢利模式：Epocrates 的主要收入来源并不是手机软件销售。2012 年，Epocrates 收入 1.2 亿美元，其中 80% 来自向药品企业提供市场解决方案（包括 60% 的广告和 20% 市场调研服务），剩下 20% 来自软件销售。基于掌握的医生客户资源和软件平台的数据资源，Epocrates 可以通过 DocAlert 信息服务向医生传递药品审批、临床试验数据、治疗指南、处方规定变化等简短的信息，并根据药企的需求进行精准的医生再教育内容投放，已达到精准营销的目的。同时，为药企开展针对特定地区或对象的市场调研也是 Epocrates 的重要收入来源。

经验教训和结论：Epocrates 被主攻 EHR 的医疗信息化服务公司 Athenahealth 收购后，收入下滑，总部裁人，短短几年间，一颗耀眼明星已成明日黄花。移动医疗的 APP 不再单打独斗，而是委身下嫁给各种 HIS，EHR，EMR 系统，将信息采集和数据分析服务更多地植入"移动化"元素，与传统的医疗信息系统进行深度融合，这很可能是一个未来的重要趋势。

向保险公司收费：WellDoc 向保险公司与企业雇主收费。公司简介：WellDoc 是一家专注于糖尿病管理的移动医疗公司。WellDoc 向用户提供手机 APP，并在云端建立糖尿病管理平台，与保险公司合作为用户提供糖尿病管理。医生也可以通过电子病历查看患者的状态。WellDoc 通过自身开发的平台和系统帮助用户监测血糖，利用收集到的用户数据和医生建立专门的合作，协助改变用户的生活习惯以达到控制糖尿病的目的。

发展历程和现状：2005 年成立，在移动医疗时代到来之前，就已经积累了许多糖尿病管理的经验。2008 年 6 月，在 Diabetes Technology & Therapeutics 发表短期临床试验报告，证明糖化血红蛋白水平有显著降低。2010 年 10 月，软件通过 FDA 认证。2011 年 9 月在 Diabetes Care 发表临床试验报告，证明使用移动互联网平台控制血红蛋白水平的显著疗效。试验组和对照组患者糖化血红蛋白下降差异达到 1.2。如果一个糖尿病新药上市能证明和对照组差异达到 0.3，疗效就足够显著。糖尿病管家系统是第一款通过 FDA 对照试验的 APP。2012 年 8 月，和 AlereHealth 疾病管理公司合作向 300 000 糖尿病患者提供服务。2012 年 8 月，列入保险公司的报销目录，和处方药物并列。2013 年推出了 APP 版本的糖尿病管理软件 BlueStar。这也是美国市场目前唯一一款通过 FDA 认证且需要医生处方使用的糖尿病管理 APP。这款产品为确诊患有 II 型糖尿病并需要通过药物控制病情的患者设计，类似于药物治疗。该方案由 WellDoc 拥有专利的自动化专家分析系统提供支持，其中包括实时消息、行为指导和疾病教育，推送至患者的移动设备。

2014 年 1 月,WellDoc 被福布斯评为"美国最有潜力的公司"之一,并获得新一轮来自默克公司全球健康创新基金(MerckGHI)和风险投资公司温德姆(Windham-Venture Partners)2 000 万美元的投资,至此 WellDoc 总计投资已经超过 5 000 万美元。

主要产品形式和功能:Blue Star 是一款可以在移动设备上使用的糖尿病管理软件,专为确诊患有 Ⅱ 型糖尿病并需要通过药物控制病情的患者设计,类似于药物治疗。患者将他们的药物和碳水化合物的摄入量、血糖等数据输入到安装有 Blue Star 软件的移动设备中,系统对现有药物剂量、血糖波动情况、每餐碳水化合物摄入情况等数据进行分析后,为患者提供自动实时的虚拟指导,包括提醒相关测试、药物、生活方式的调整及膳食建议。同时,患者的数据会被定期发送到患者的医生那里以帮助填补在复诊间歇中产生的信息差距,并促进疾病管理的讨论。

赢利模式:在收费对象方面,WellDoc 的长期以来是向保险公司收费。在 Blue Star 上市之前,WellDoc 在市场上的主要产品是一款名叫 Diabetes Manager 的糖尿病管家系统,一个具有移动功能的糖尿病管理平台,该系统的使用费用超过 100 美元/月。由于帮助患者控制糖尿病可以减少保险公司的长期开支,保险公司愿意购买 WellDoc 的产品提供给其客户使用。目前 WellDoc 已停止运营 Diabetes Manager,专注于新产品 Blue Star。Blue Star 上市后,福特、来爱德等公司宣布愿意将 Blue Star 纳入他们的员工处方药福利计划,以减少公司的医疗福利开支。

值得借鉴的经验:(1)移动医疗的核心竞争力在品牌+垂直领域服务经验,WellDoc2005 年成立,在移动医疗时代到来之前,就已经积累了许多糖尿病管理的经验,且证明其方式确实对控制血糖有效,在医生和保险公司支付方都获得了认可。WellDoc 的产品被纳入保险公司赔付计划的根本原因在于其服务的有效性,以及其品牌来自于病人和患者的信任。这两点都是单纯从 APP 做起的公司无法做到的。(2)个性化服务是关键。用户可以通过很多 APP 来监测血糖或其他指标,但如果没有后续的对于用药和生活方式的建议,那么用户黏性很难产生。而即使有些 APP 提出了一些建议,也缺乏病人的个性化管理。怎样在用好大数据的同时,与医生建立起长期持续的合作,决定了产品到底只是一个通信工具还是疾病管理助手。

5.1.3 海外其他智慧医疗公司简介

PatientsLikeMe。公司简介 PatientsLikeMe 是一家病友社区平台。在这里,用户可以相互分享病历,寻找与自己症状相似的病友,从而提高医疗效果。2011 年,大约有 7 万名病人在这里分享了病历。

公司创建起因:本·海伍德(Ben Heywood)和杰米·海伍德(Jamie Hey-wood)兄弟是麻省理工学院(MIT)的工程师,当他们二人得知他们的另一位兄弟史蒂芬(Stephen)患上了肌萎缩性侧索硬化症(ALS,也叫"卢格里格病"(Lou Gehrig's disease))时,他们为无法从网上找到权威的信息和支持而感到大失所望。2004 年,他们成立了 PatientsLikeMe,访客可以在这个网站上交流个人经历、医疗史,并且回答网上的提问。如今这个网站有 20 万用户,讨论的话题涉及 1 800 种疾病。

赢利模式:这家公司通过向默沙东(Merck)和诺华(Novartis)等制药公司,以及高校等其他研究机构出售用户数据来获利。可以在 PatientsLikeMe 网站上找到有价值的内容的不只是病人。尽管有各种保护隐私的法律保护病人的数据,但是位于马萨诸塞州坎布里奇市的 PatientsLikeMe 还是能够打包、发布它的网络信息。公司对待这个问题持完全开放的态度。公司明确地告诉会员,会如何使用他们的数据,数据交给了谁,出于什么目的,从而解决了大部分公司面临的处理隐私困境。而且他们认为这样做是为了争取更大的好处,利用这些数据可以做更有益的事,生产效果更好的靶向药物以及疗效更好的设备。

DrChrono:iPad 上的电子病历 https://www.drchrono.com/。

DrChrono 创立于 2011 年 2 月。它的服务是主要通过 iPad 上的电子化健康记录来减轻医生与医疗专业人士的工作量,它的免费版 iPad 应用让用户可以输入电子病历、安排病人预约、口述病情转换为文字记录、拍照录像、撰写诊断并发送到药房等。增值版则提供了更大的存储与医学账单管理等高级功能。

下载和注册 DrChrono 应用的医生,在获取病人许可后,可以使用谷歌眼镜和这款应用来拍摄、记录病人会诊和手术的过程,并将视频、图片和笔记存储在病人电子医疗记录中,或者 Box 云服务中。这些数据根据病人的需要,可以供后者使用。

由于美国 FDA 对网络问诊的严格限制,而且美国人公民医疗信息掌握度较高,因此发展主要集中在预约、慢病管理领域。

表 5-4　海外智慧医疗公司案例分析——基于商业模式的划分

领域	公司	简介	最近融资情况
智能硬件	OrCam	让盲人重见光明的可穿戴设备	1 500 万美元
	Basis Science	Basis 健康追踪腕带	1 亿美元
	Quanttus	可穿戴技术服务商	1 900 美元
	Jawbone	智能腕带应用	2.5 亿美元
	Zeo	一款睡眠监测设备	
预约	ZocDoc	寻医和预约平台	估值 20 亿美元
医生工具	Doctor at Work	医生社交网站	300 万美元
	Epocrates	移动药物字典	上市公司

续表

领域	公司	简介	最近融资情况
健康管理	Club APP	女性经期应用	50 万欧元
	Weltok	健康管理软件服务商	2 200 万美元
	Noom	手机健康及减肥应用	700 万美元
	MC100	医疗健康数据监测	2 000 万美元
	Fitmob	锻炼越多收费越少的手机 APP	980 万美元
健康领域电商	MinBody	健康美容行业的 CRM 服务	5 000 万美元
远程医疗服务	Specialists on Call	远程医疗服务	3 200 美元
医院沟通	First Opinnion	手机医生服务	260 万美元
慢病管理	Glooko	糖尿病服务平台	700 万美元
	WellDoc	糖尿病管理公司	
	ComplexCare	医疗保险风险评估和护理管理	4 000 万美元
院内通信	Vocera	帮助大型医院实现快速而有效通信	上市公司

5.2　中国名企的智慧医疗健康发展情况

近年来,智慧医疗成为互联网医疗中新一轮投资热点,尽管中国智慧医疗健康市场发展尚处于起步发展期,但是市场前景广阔,潜在用户巨大,各大企业已纷纷试水,各类应用产品层出不穷,智慧医疗健康市场正迸发出勃勃生机。

智慧医疗健康行业的参与者众多,中国三大运营商(移动、电信、联通)各有其智慧医疗布局,BAT 三巨头(百度、阿里巴巴、腾讯)、四海华辰、东华软件、人杰同悦、基卫(北京)医学科技中心及其他互联网公司纷纷试水智慧医疗健康行业,传统医药企业也开始智慧医疗的业务布局,如图 5-2 所示。

5.2.1　三大运营商智慧医疗健康布局

1. 中国移动

首先采取中心城市布局与北京市红十字会 999 急救中心、北京协和医院、北京大学人民医院联合搭建了急救医疗信息化协同平台。另外,采取农村包围城市的战略策略,使农村市场成为了运营商在智慧医疗应用方面的重要切入点。此外,中国移动还与高校合作,进行技术储备。具体业务如表 5-5 所示。

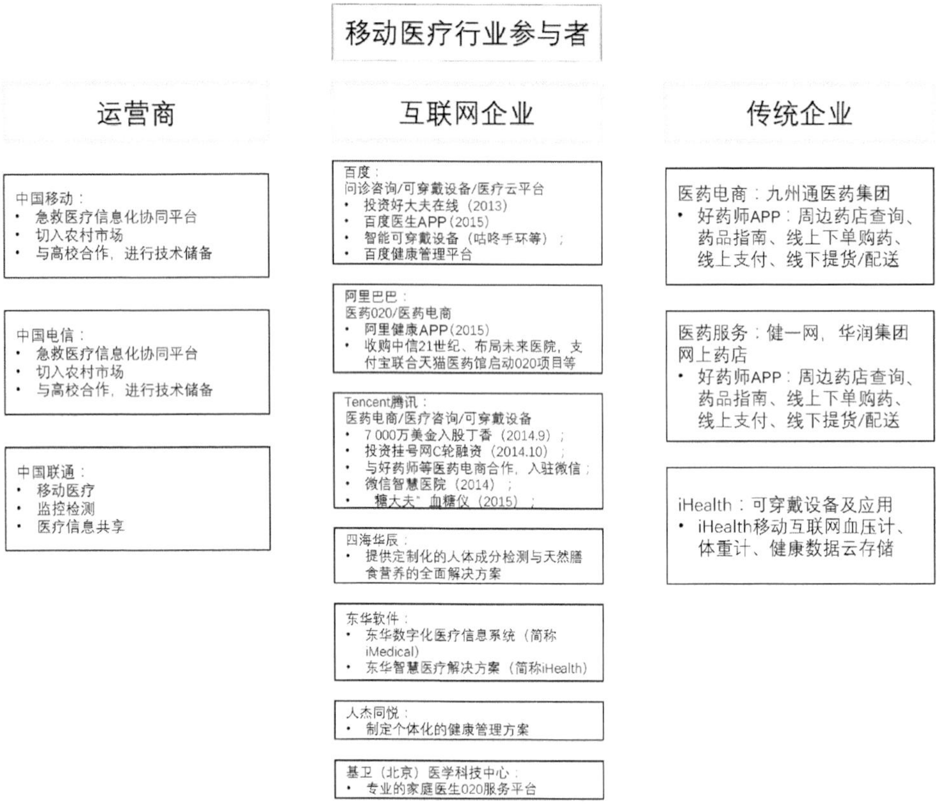

移动医疗行业参与者

运营商

中国移动：
- 急救医疗信息化协同平台
- 切入农村市场
- 与高校合作，进行技术储备

中国电信：
- 急救医疗信息化协同平台
- 切入农村市场
- 与高校合作，进行技术储备

中国联通：
- 移动医疗
- 监控检测
- 医疗信息共享

互联网企业

百度：
问诊咨询/可穿戴设备/医疗云平台
- 投资好大夫在线（2013）
- 百度医生APP（2015）
- 智能可穿戴设备（咕咚手环等）；
- 百度健康管理平台

阿里巴巴：
医药O2O/医药电商
- 阿里健康APP（2015）
- 收购中信21世纪、布局未来医院，支付宝联合天猫医药馆启动O2O项目等

Tencent腾讯：
医药电商/医疗咨询/可穿戴设备
- 7 000万金入股丁香（2014.9）；
- 投资挂号网C轮融资（2014.10）；
- 与好药师等医药电商合作，入驻微信；
- 微信智慧医院（2014）；
- "糖大夫"血糖仪（2015）；

四海华辰：
- 提供定制化的人体成分检测与天然膳食营养的全面解决方案

东华软件：
- 东华数字化医疗信息系统（简称iMedical）
- 东华智慧医疗解决方案（简称iHealth）

人杰同悦：
- 制定个体化的健康管理方案

基卫（北京）医学科技中心：
- 专业的家庭医生O2O服务平台

传统企业

医药电商：九州通医药集团
- 好药师APP：周边药店查询、药品指南、线上下单购药、线上支付、线下提货/配送

医药服务：健一网，华润集团网上药店
- 好药师APP：周边药店查询、药品指南、线上下单购药、线上支付、线下提货/配送

iHealth：可穿戴设备及应用
- iHealth移动互联网血压计、体重计、健康数据云存储

图 5-2　智慧医疗布局举例

表 5-5　中国移动智慧医疗业务

时间	合作单位	合作内容
2011-9	国家教育部	签订了"教育部-中国移动战略合作框架协议"，成立智慧医疗教育部-中国移动联合实验室
2013-4-12	自主研发	心血管病数据自动分析和智能诊断平台
2013-4	自主研发	心功能远程监护系统
2013-4	自主研发	睡眠健康远程监护系统
2012-8-23	北京市红十字会急救中心 北京协和医院 北京大学人民医院	建立全方位立体化急救医疗信息系统
2014-4-9	中南大学	双方将在医疗大数据、智慧医疗、区域医疗、数字中南等具体领域开展合作
2014-12-18	全国农村地区	借助12580、手机报、无线城市门户等为患者提供手机预约挂号服务，农村医疗身份认证、缴费、报销及信息查询等服务

2．中国电信

中国电信作为通信服务和信息服务的综合服务提供商，这些年也在积极地配合各级政府做一些医疗卫生方面的信息化的事情。具体业务如表 5-6 所示。

表 5-6　中国电信智慧医疗业务

时间	合作单位	合作内容
2007	基层的医疗信息系统	建立健康档案、公共卫生服务、到医院的系统、药品的监管、新农合的实时的联网报备，或者是实时的联网的应用
2007	自主研发	预约挂号，电信的 118、114 号码百事通在很多的地方配合政府推动电话预约挂号
2007	自主研发	新农合的应用系统，支持整体新农合的应用的推广
2007	自主研发	建立区域医疗信息平台
2012-3-28	卫生部	结合卫生部的"35212"整体的布局，以电子病例健康档案为基础，形成整体的综合平台
2014-1	瑞士企业 Life Watch	推出全球首款医疗诊断手机
2014-6	远程医疗信息化网络	与边远省份、解放军总医院、北京协和医院建远程医疗合作平台
2014-11-12	医疗行业信息化应用基地	借助 12580、手机报、无线城市门户等为患者提供手机预约挂号服务，农村医疗身份认证、缴费、报销及信息查询等服务
2014-12-4	万达全程健康服务	提供智慧医疗服务、远程诊断、药品电商、网上药品的配送以及基于社会保险、商业社保的各种支付手段

3．中国联通

关注医疗信息化的发展，包括智慧医疗、监控监测方面、医疗信息的共享等，提出了面向三个群体，提出五个体系的服务。三个群体是病患、医疗机构、政府行管；五个体系是预防保健、求医问诊、诊断、治疗、紧急抢救等。具体业务如表 5-7 所示。

表 5-7　中国联通智慧医疗业务

时间	合作单位	合作内容
2011-7-28	自主研发预约挂号系统	把 114 和 116、114 作为挂号的统一接收号码，为医院的挂号提供预约服务。在北京做了预约挂号项目，目前已实现共 43 家医疗实时挂号
2011-11-12	深圳迈瑞	建立多层次医疗急救网络

时间	合作单位	合作内容
2011	远程监测	120 急救车上,都安装了 3G 模块,急救病人在拉到医院的途中,在第一时间,就可以把病人的情况以及视频、血压等相关数据传送到急救中心
2012	自主研发 建立以病人为中心的健康档案的管理	将医院病人的健康档案放到云存储服务平台,通过对数据进行加工整理建立健康的电子档案
2012	自主研发 各种生理参数的监测设备	通过 3G 网络实现各种生理数据到后台平台的传输,经过处理推送到用户的手机终端上,这样可以为病人和医生提供信息服务,包括慢性病人的远程监测和老年人、新生儿的监测都已经进行了应用。现在在联通和湖北同济堂、贝尔医疗等业界知名的医疗服务机构基于物联网和 3G 网络,为用户提供包括实时监控、疾病早期诊断的服务
2012	自主研发 智慧医疗救护车	把救护车和后台的医生信息连起来,包括一些生命体征信号的传输、救护车的定位、提高救护车的使用效率,同时把病患的真实数据传到医生那儿,在流程和效率上提高了对病患的服务
2013-6	12320 管理中心	建公立医院统一预约诊疗平台
2014-5-5	鸥桥公司	为终端家庭用户提供健康监护服务
2014-8-15	上海医联中心	建立基于短彩信、语音、APP 等多位一体模式的医疗健康信息服务产品——"云健康"

5.2.2 互联网公司智慧医疗健康布局

1. 百度公司

集中在云健康平台以及云健康硬件,侧重于希望获得数据,为人工智能 AI 的大数据计算提供弹药。当医疗数据积累足够大之后,这些数据的应用场景就极具想象力,包括疫情监测、疾病防控、临床研究、医疗诊断决策、医疗资源调度、家庭远程医疗等方方面面,百度"大脑"将获得包括个人生理情况在内的更全面信息。百度医疗大脑将结合百度在大数据领域的经验和技术手段,支持从个人健康管理到大医疗、大数据研究,直至公共卫生政策管理等不同层级的健康决策。

百度在医疗产业的投入较为保守,大部分动作集中在其自身的云健康平台以及云健康硬件等方面。2013 年,"百度健康"上线,2014 年,百度开放其百度大数据引擎,开始接入各行各业的信息系统,一方面,利用大数据工厂和百度大脑进行数据加工整理,如接入北京市的卫生信息系统;另一方面,通过智慧医疗健康平台和智能穿戴设备记录人们的健康数据,如 Dulife 智能穿戴产品。

2013 年 6 月,百度医前智能问诊平台上线,依托百度知道专家资源和病例问答内容,以及好大夫在线、39 健康网、寻医问药网、有问必答网、育儿网、中国育婴网、宝宝树等 7 家医疗健康类网站的数据,帮助用户在就医前通过百度构建的病例库,初步了解病情,避免盲目就医或延误就医。2014 年 10 月,百度推出医生在线咨询服务。

2013 年 12 月,百度成立智能人体便携设备品牌 Dulife,其特点是百度云服务＋联合品牌授权。与 Dulife 设备同时推出的还有 Dulife 平台,通过在智能手环、智能秤等设备中嵌入百度 SDK,接入百度云,平台汇总个人拥有所有智能设备的数据,通过对数据的分析处理,提供健康解决方案,方案涉及健身、美容、睡眠、饮食等各个领域。

百度与国内硬件厂商合作,由厂商提供硬件生产技术,百度提供服务解决方案及市场推广,并将所有用户健康数据存储于云端,通过百度大数据(Dulife 中医疗健康的部分已转交给大数据)的智能收集、分析、处理策略,实现收集李彦宏所提及的"用户健康慢数据"的目标。

2014 年 7 月,由北京市相关部门倡导,百度牵头,整合了上游智能健康设备厂商和下游个人健康服务机构的平台北京市"祥云工程"重点项目——"北京健康云"正式发布,成为全球范围内首家落地的智能健康管理项目,百度健康云成为"北京健康云"计划的一部分。

在百度 2014 年会上,李彦宏号令三军要将战略从"连接人与信息"延展到"连接人与服务"之后,2015 年,百度在医疗上有更进一步动作。为更好地形成线上线下闭环,先是与国内医疗领域的权威机构 301 医院达成战略合作,共同搭建移动互联网医疗线上平台。随后,百度推出"百度医生"APP,作为连接点,连接病人与医疗服务。

通过此次战略投资,百度将为医护网提供图像语音识别、技术交互、大数据和人工智能等技术支持,共同探索医疗领域 O2O 的服务模式及创新运营模式。同时,百度也将借此打通线上与线下的医疗服务。

2015 年,百度直达号于 4 月推出"药直达",布局"线上寻医问药",直接引流给线下药店。作为百度直达号旗下的一款细分产品,"药直达"的操作思路应该和百度直达号类似。(注:百度直达号是商家在百度移动平台的官方服务账号。基于移动搜索、@账号、地图、个性化推荐等多种方式,让客户随时随地直达商家服务。)药直达将和药店合作,为用户提供药品搜索、附近药店购药服务,药店提供咨询与送药服务,后面将有第三方送药合作方接入,解决药店送药问题。药直达或将是继天猫医药馆、阿里健康之后的新的平台型电商流量入口。

与 301 合作是对服务的补充,上线百度医生则是对入口的补充。百度医生 APP 将借助百度在移动应用分发领域的实力进入移动端市场。目前百度在医疗领域已经打造了三个层面的闭环。首先,完成人与服务的闭环。百度的大流量可以为医院带来患者用户,医院可为百度医患双选平台提供丰富的医院、医生信息、挂号和其他门诊资源,打造与医疗服务对接闭环。其次,完成线上线下闭环。百度医患双选平台的线上服务,最终能通过医院线下服务团队,为用户提供更好的就诊体验,打通线上线下服务。最后,即将完成产品本身闭环,即预约医生、挂号、支付的闭环。

2. 阿里巴巴公司

主要围绕移动支付开展合作,打造在线医疗平台和医药电商平台生态圈,从医药电商切入市场,先后投资了寻医问药网、U 医 U 药、华康全景网等医疗平台。2014 年 1 月,阿里收购中信 21 世纪,一家以提供电讯及信息增值服务、产品识别、鉴定、追踪系统、系统集成及软件开发为主业的公司,旗下有第三方网上药品交易平台 95095 网站。中信 21 世纪掌握着中国仅有的药品监管码体系,这意味着整个流通过程的全部数据都掌握在中信 21 世纪手中(也就是掌握在阿里巴巴手中)。收购后更名为阿里健康,之后推出了支付宝"未来医院"计划。支付宝将对医疗机构开放自己的平台能力,包括账户体系、移动平台、支付及金融解决方案、云计算能力、大数据平台等,以帮助医院建立智慧医疗服务体系。此外,阿里健康的"处方电子化"平台已经在北京、河北、杭州试运行。

目前,阿里通过战略并购形成智慧医疗战略三大板块:阿里健康、未来医院、天猫医药馆。阿里健康和未来医院主要围绕医疗,天猫医药馆围绕药品开展业务,分别简述。

> 阿里健康

2014 年 10 月,中信 21 世纪更名为阿里健康(ALI HEALTH),基于阿里巴巴集团与阿里云计算、数据处理及电子商务平台各范畴的经验及所提供的服务,阿里健康拟进一步发展及扩大其国内药品数据平台,以及就医疗及卫生保健产品制定数据标准,在现有业务的基础上将集团业务多元化。

2015 年 1 月,阿里健康与与卫宁软件签署战略合作协议,此举直指医院背后的处方药,利于阿里抢占电子处方流量入口。卫宁软件是为医疗卫生行业信息化提供整体解决方案的软件企业,根据协议,双方将共同打造以医生多点执业和医院有效联动为代表的云医院建设;在医疗支付服务方面,双方整合支付平台和卫宁风控引擎,提升、拓展支付平台和卫宁风控在医疗卫生支付体系的价值与地位;在药品流通和监管方面,在支持阿里健康的药品电子监管服务基础上,共同探索电子处方的有效共享和市场应用;在基础环境建设方面,促使各类医疗卫生服务应用系统部署到阿里云中。这意味着阿里健康的布局将是三医(药品、医疗、医保)联动,立体(政府、消费终端、医疗机构)发力。

阿里健康与医疗健康服务机构合作,实现了电子处方的网络流转,患者在合作机构就诊,电子处方即进入他的阿里健康 APP,只需打开 APP 就能用处方向附近药店下单。

2015 年 1 月,阿里健康推动的北京军区总医院电子处方(社会化供应)已经悄悄上线,这是国内首家医院实现电子处方社会化。进入阿里健康 APP,单击"我的处方",就会出现"医院认证",输入就诊卡号或者社保卡号就能同步该医院的电子处方,然后就能在平台上进行询价购买。"医疗资源"将成为医药电商获取"处方药用户"的流量入口,医疗服务与医药电商将深度结合。

2015 年 2 月,阿里健康云医院平台启动,实现医疗服务全流程线上管理。现阶段,阿里健康的 HIS 系统和云医院平台主要为中小型医疗服务机构使用,大型公立三甲医院尚在拓展当中。

2015 年 4 月,阿里健康宣布与迪安诊断达成战略合作框架协议,引入第三方检查/检验中心。同日,上线阿里健康云医院平台网站,被定位为"整合医疗全体系、全链条资源,提供全方位医疗服务的网络平台",其发展规划为:一是与诊所签约,多点执业医生入驻;二是与零售药房打通,丰富药品支持;三是引入第三方检查/检验中心;四是引入医疗机构;五是探索医保、商保报销领域。

> 支付宝"未来医院"

2014 年 5 月,支付宝钱包正式推出"未来医院"计划,将阿里最基础的支付能力、账户体系能力、数据能力、云计算能力输出到医疗行业。支付宝未来医院实现移动挂号、诊间缴费、查收报告、科室导航、服务评价、医保结算等功能。这意味着用户在医院就医,从门诊挂号、缴费、查取报告,到住院金清单查询、缴费全流程都可以用支付宝钱包完成。

截至 2015 年,支付宝未来医院已在北京、上海、杭州、广州、南昌、郑州、长沙、昆明、武汉等 25 个省市落地,覆盖 37 家医院,累计为超过百万患者提供服务,随后接入医保结算。医保的管理比较严格,坚持"收支平衡,略有盈余"。近年来,医保扩面提标,也覆盖了更多的服务项目,支出压力不断增大,控费成为医保紧迫的任务。在这种情况下,支付宝方便患者使用,也许会增加就诊次数,从而增加医保支出费用,故而大部分地方医保对"未来医院"持谨慎态度。并且各个医院的系统都不一致,在医保的结算系统上每个地区也有区别,医保和支付宝的合作仍比较艰难。但在全民医保时代,医保的接入已经成为"未来医院"存活的关键。

> 天猫医药馆

2012 年上线的天猫医药馆,是天猫旗下的一个医药购物频道,它汇集了 OTC 药品、医疗器械、计生用品、隐形眼镜、品牌保健品、传统滋补品等网购服务项目。天猫已取得《互联网药品信息服务资格证》,而进驻天猫医药馆的药商必须有官方网站,且同时取得《互联网药品信息服务资格证》与《互联网药品交易服务资格证》两个许可证。

目前,天猫医药馆主要是服务天猫上已有的线上人群,医药馆现在是 PC 端,未来包括医药馆的售卖、服务,都会慢慢转移到移动端去,更多地实现个性化。

3. 腾讯公司

腾讯一方面建立自营业务,2014 年上线微信智慧医院,以"公众号＋微信支付"为基础,结合微信的移动电商入口,用于优化医生、医院、患者以及医疗设备之间的连接能力。整个流程包括微信预约挂号,候诊提醒;微信导航,诊疗室和化验室之间的有效指引;微信支付诊间费用,电子报告微信实时送达,离开医院后的医嘱提醒等。同时推出糖尿病管理的智能硬件产品"糖大夫"血糖仪,这是一款主要用来做糖尿病管理的智能硬件产品,配备了彩色显示屏,操作方式与智能手机类似,同时与微信联动,在开机时,糖大夫会提醒用户扫描二维码并绑定微信账号,此后会有微信公众账号推送测试结果和定期测试提醒给用户。另一方面,自 2014 年起,腾讯先后投资了邻家医生、缤刻普锐、丁香园、挂号网、健康元这些公司。

> 自营业务

2014 年上线的微信智慧医院,以"公众号＋微信支付"为基础,结合微信的移动电商入口,用于优化医生、医院、患者以及医疗设备之间的连接能力。整个流程包括微信预约挂号,候诊提醒;微信导航,诊疗室和化验室之间的有效指引;微信支付诊间费用,电子报告微信实时送达,离开医院后的医嘱提醒等。

腾讯自己推出"糖大夫"血糖仪是一款主要用来做糖尿病管理的智能硬件产品,配备了彩色显示屏,操作方式与智能手机类似。糖大夫实现了与微信的联动,在开机时,糖大夫会提醒用户扫描二维码并绑定微信账号,此后会有微信公众账号推送测试结果和定期测试提醒给用户。

> 投资布局

2014 年 1 月,邻家医生获得德迅投资、架桥投资等联合数百万元天使投资(注:德迅投资由腾讯控股联合创始人曾李青于 2007 年创立,主要集中于互联网、无线、互动娱乐等高科技领域的天使投资)。邻家医生是一家在线医疗健康服务网站,主打品牌专科医生医疗服务,旨在提供快捷、权威的智慧医疗咨询和随访帮助,目前主要提供静脉曲张的专科治疗服务。

2014 年 6 月,缤刻普锐(PICOOC)获得由腾讯产业共赢基金和京东商城的 2 100 万美元 B 轮投资。(注:腾讯产业共赢基金是腾讯公司旗下的企业创业投资平台,主要关注网络游戏、社交网络、无线互联网、电子商务以及新媒体等领域。)缤刻普锐是一家移动智能外设产品和应用开发商,提供穿戴式设备和医疗健康服务等,产品有 Latin 健康测量仪等。

2014 年 9 月,丁香园获得腾讯产业共赢基金 7 000 万美元的 C 轮投资,其核心商业模式"药品数据,技术服务",定位于服务医生群体。资料显示,丁香园已经积累 400 余万注册会员,其中,执业医生达 200 万,在中国 269 万的医生总量中占比

77%。在丁香园上,医生可以获得大量医疗数据及技术服务。丁香园当前的企业客户主要包括制药公司、医疗器械公司、医院和生物技术公司。

除了上述计划之外,丁香园还试图建立医生自由执业平台。丁香园倾向于医生和患者之间要有线下的互动,通过线上的手段来进行流程的管理。随着国家鼓励医生多点执业政策的逐步放开,丁香园将投入资金进行线上线下结合的"医生自由执业培训",并建立"医生自由执业基金"。

2014 年 10 月,挂号网获得腾讯产业共赢基金和复星昆仲、晨兴创投、启明创投的 1.07 亿美元 C 轮融资,随后其触角开始向线下延伸。挂号网(2014 年升级为微医)是一个在线及手机预约挂号服务网站。2014 年 6 月,挂号网推出"微医"APP,功能有电子病历、预约挂号、医院内部交流、节省时间等。通过"微医",信息可在医生、医院、患者之间顺畅流动。据悉,挂号网已在其接入的医院分批推行手机端 APP"微医"服务,这是一个包含"微医院、微医生、微支付"三大主要应用的智慧医疗 APP 集群。

4. 四海华辰

北京四海华辰科技有限公司成立于 2011 年初,是中国目前唯一一家从事人体成分与营养科学研究的新型高科技企业。

个体营养检测分析仪 NQA-Pplus:个体营养检测分析仪 NQA-Pplus 采用多频多段生物电阻抗技术、人工智能技术、营养个体定量分析技术、多目标优化技术,融合了妇产医学、预防医学、营养学等学科,建立营养定量分析决策支持系统,实现孕妇体成分检测与健康科学的营养膳食指导的完美结合。六频五段生物电阻抗检测技术保障数据准确性。

智能体成分分析仪怡可:智能体成分分析仪 I-BCA10 采用双频五段生物电阻抗技术测量人体阻抗数据,获得体成分信息,包括体重、BMI、体脂率、去脂体重、内脏脂肪指数、身体水分率、肌肉量、骨量、基础代谢率等。运用手机 APP 监测体成分变化情况,为用户提供科学的健康评估、运动与膳食指导,对个人健康状况全面直观掌握。

智能食物分析仪怡食:智能食物分析仪可称量食物的重量,通过蓝牙连接手机 APP,手动或语音录入食物名称,即可实时获取食物的能量值和各类营养素含量(蛋白质、脂肪、碳水化合物等),提供个性化的每日能量摄入建议,在累计当日摄入营养素含量的同时作出预警提示。

5. 东华软件股份

东华软件是国家规划布局内重点软件企业和国际火炬计划重点高新技术企业,拥有行业最完整的顶级资质。国内最早通过软件能力成熟度集成(CMMI)5 级认证的软件企业;工信部授予的全国仅八家"国家安全可靠计算机信息系统集成重点企业"之一;具有涉及国家秘密的计算机信息系统集成甲级资质。

2001年,东华软件携其在软硬件集成服务方面的优势进入医疗信息化服务领域,推出具有完全自主知识产权的东华数字化医疗信息系统(简称 iMedical)和东华智慧医疗解决方案(简称 iHealth),并逐渐成为国内医疗健康领域一流的数字医疗整体解决方案供应商。到目前为止,iMedical 在全国众多大中医院和得到广泛应用,代表性用户有北京协和医院、北京安贞医院、四川大学华西医院、北京友谊医院、中国医科大学附属第一医院、中南大学湘雅医院、南方医科大学南方医院、中山大学附属第三医院等。iHealth 可为各级医疗卫生机构架构起区域性智慧"健康云"、"卫生云"、"医疗云",代表性用户有衢州市卫生计生委、北京海淀区卫生计生委、呼和浩特市卫生计生委、合肥市卫生计生委、南通市卫生计生委、桂林市卫生计生委、深圳宝安区卫生计生委等。

6. 人杰同悦

北京人杰同悦健康管理有限公司成立于2015年,作为健康管理产业界的后起之秀,秉持先进的健康管理理念,倡导精准适度健康管理与维护,会同致力于精准适度医疗的医学专家、机构等开展广泛合作,2015年公司与中国医疗保健国际交流促进会医学数据与医学计量分会合作举办了"如何让医疗更精准"研讨会,旨在推广精准管理、适度医疗理念,反对过度体检。

人杰同悦健康管理公司借助北京优质专家资源最为丰富优势,致力于建设国内高端健康管理的第一品牌,建成理念、服务、信誉一流的高端健康服务机构,通过制定个体化的健康管理方案,为高血压等慢性病患者、老年人、儿童等有管理需求的客户提供高品质的服务,特别是与空军总医院、阜外医院等高血压专家开展合作,在高血压的管理方面已形成品牌效应。公司将大力推广基于全生命周期健康档案数据的健康管理服务理念,为全民健康管理的实现的提供支持。

7. 基卫(北京)医学科技中心

2014年4月成立至今,在农村医疗卫生产业链典型应用技术研究与示范项目推广方面取得了良好业绩,具体表现有:建立了33个示范基县区;编辑完成常见病、慢性病、心脑血管病、肿瘤中西医防治、重点人群营养技术规范;与301医院签订科研成果推广协议。从预期市场分析来看,可望在2015年推广100个县区,销售收入达到200万元。之所以能够达到这个目标,是因为资金主要用于适宜技术推广,研发实用信息化工具产品,建设应用县区的服务站点。

8. 好大夫在线

医疗服务的最早创立者,以其认真的劲头,扎实的积累,逐步积累起了厚重的专业内容,在医生当中树立了良好的名声,服务模式也受到了一些深度用户的好评,其动向也时时受到业界的关注,网络咨询模式这两年被大规模复制,但却鲜有人知晓好大夫的核心价值,下面介绍好大夫在线的服务模式。

创立于2006年的好大夫,以其扎实厚重而出名,目前网站无论是产品还是内容都非常庞大,最基本的黄页信息查询是好大夫非常重视的,尤其是北上广大医院的出诊信息,其更新速度只比医院晚一两个小时,好大夫同样非常重视内容,除了专业文章,好大夫也看到了专业咨询本身对流量的带动,因此长久以来,好大夫的隐私政策一直受到用户的诟病。黄页信息和内容是好大夫流量的主要来源,也正是看重好大夫的专业性才频频与其合作,为其导流。好大夫的主体业务是网络咨询和电话咨询,网络咨询交互前三次是免费的,目的是期望以此为切入点,引导患者使用付费服务和通过病历数据筛选目标用户。延伸业务是随访和与医院、科室、医生本人合作的直通车服务、海外就医服务。

好大夫经过 8 年的努力,从最初到医院偷拍信息到今天无数家医院求着其收录,中间付出了很多艰辛,其黄页信息目前可以说是业界最权威的,当初还因为某些网站的抄袭行为与其发生过法律纠纷。目前,许多关于医院和医生的权威信息基本上都来源于好大夫。共收录 3 295 家医院,339 535 名大夫,医院基本上都是全国公立二甲以上医院,信息相对权威。

9. 春雨医生

春雨移动健康成立于 2011 年,同年 10 月上线其 APP,主打两块业务:"自诊"和"问诊"。2013 年 10 月,春雨医生推出了病患自查的智能搜索引擎。而"咨询医生"服务也通过众包做到了 24 小时随时待命的医生咨询服务。2014 年 1 月,春雨又演变为收费模式,通过向会员收取每月 8 元来向其提供不限次数的问诊服务,以及电话咨询分成业务。今年 4 月,春雨推出了"空中诊所",让医生在春雨的平台上自由与患者沟通,自己定一些"游戏规则"。今年 6 月,春雨医生又宣布与"京东云"合作,接口京东首发的部分智能硬件,同时发力深耕用户健康数据的分析与解读。2014 年 8 月,宣布完成 5 000 万美元的巨额融资,目前发展势头迅猛,对外公布的数据显示注册用户达到 3 500 万,医生 5 万名,每日活跃 100 万用户,每日解决咨询问题 4 万个。

10. 丁香园

定位于医疗领域社交化媒体平台。在丁香园这个平台上汇集了医生、消费者、医院、药企、医疗器械商等,丁香园既有针对普通用户的用药助手和丁香医生,也有针对医生用户的医学时间和执考助手。目前丁香园的商业化实现主要在医生端,覆盖了国内 76％的医师,丁香园实现了针对药企的广告收入、针对医院的人才招聘服务收入和针对医疗器械公司的电商平台收入。预计未来还会在积累了大量的普通用户后实现数据服务和广告服务。2014 年年底,丁香园宣布获得腾讯领投的 7 000 万美元风险投资。

丁香园的优势在于医生用户数量较多且质量较高;其劣势在于用户数量较少,即专业性太强,大众用户普及较难;其发展机遇在于整个行业的发展成熟和大的产业政策支持;而发展威胁主要在于竞争非常激烈。

11. 挂号网

挂号网打造微医开放平台,未来将构建整个生态圈。在腾讯投资 1 亿美元后,挂号网除了得到资金支持外,更重要的是未来将拥有 8.29 亿的 QQ 用户和 4.38 亿的微信用户的社交网络优势。挂号网打造的微医开放平台,不仅仅是对用户、医院和医生的开放,更重要的还有三类利益相关者:一是开发者,挂号网面向开发者进行开放,开发者根据平台上的用户需求数据和医生医院的供给数据等数据进行应用创新,未来将涌现各类细分病种应用和细分病程应用,形成一条新的产业链;二是 HIS(医院信息系统)厂商,这类厂商的接入可直接协助医院优化各项流程,同时可根据平台需求进行调整和创新;三是各类服务商(包括保险机构、通信运营商、健康管理机构和药企),这些服务商根据平台数据进行产品和服务的创新。2014 年年底,挂号网获得腾讯领投的 1 亿美元风险投资。医平台目前通过挂号作为入口,未来将瞄准支付环节,而与腾讯财付通及微信支付的结合,也使得微医平台未来将与阿里的支付宝直接竞争。最后,平台生态圈一旦形成,则各项收入分成就可实现。

12. 九安医疗

九安医疗通过硬件入口卡位移动医疗,九安医疗 iHealth 血糖仪已获得美国 FDA 认证,未来海外市场份额将逐步增长。在国内,九安医疗通过免费赠予消费者血糖仪等硬件产品,使得消费者产生依赖,由试纸获利。同时,九安医疗展开与线下医院的合作,一方面可利用血糖仪采集到的患者数据与医院共享进行分成,另一方面也可通过医院获得用户。

公司的主要产品电子血压计的收入增长不是很稳定,毛利率略有上升。而其他产品虽然收入也有增加,但是总量较小,几乎可以忽略。而目前,公司新推出的 iHealth 系列产品尚处于市场开发期,2014 年 1 季度公司总体营业收入的增长率达到 28.72%,明显好于往年。

5.2.3 传统企业智慧医疗布局

传统药企已逐步进入到火爆的智慧医疗市场,自 2015 年以来,仁和药业、九安医疗、乐普医疗、鱼跃医疗、翰宇药业等十多家传统药企成立(或并购)新公司进军智慧医疗。除复星医药是资本入股 Scanadu Scout 之外,其他公司都会推出符合自身企业属性的产品进行业务拓展。如表 5-8 所示。

表 5-8 传统企业布局智慧医疗举例

排序	药企名单	产品名称	涉足领域
1	仁和药业	云健康	健康大数据
2	九安医疗	iHealth	可穿戴设备
3	乐普医疗	同心管家和心衰管理	移动 APP

续 表

排序	药企名单	产品名称	涉足领域
4	鱼跃医疗	大医生	移动 APP
5	翰宇药业	互联网＋慢病管理平台	健康大数据
6	宝莱特	育儿宝	可穿戴设备
7	福瑞股份	肝爱一生	移动 APP
8	三诺生物	糖护士	智能手机
9	复星医药	投资 Scanadu Scout	健康档案
10	康美药业	康美健康云	健康大数据
11	贵州百灵	百灵医患管理平台	慢病管理
12	何佳股份	医疗信息化平台	健康大数据
13	理邦仪器	电子病历	健康大数据

　　仁和集团 7 月 11 日宣布,公司将通过互联网转型打造大健康互联网产业链平台,为用户和百姓提供更加贴心、智能的健康管理服务。九安医疗从事医疗器械行业近 20 年,近几年公司一直希望借助移动互联网发展带来的机会,树立公司自有品牌 iHealth 的可穿戴设备并在未来收集健康大数据做准备。乐普医疗专注于为心脏病患者提供优质服务的智能医疗 APP,推出的"同心管家"是通过移动互联技术和线下医疗团队,用直接、简洁、有效的方法帮助患者顺利度过支架手术之后的康复期,减少病痛的影响,提高生活质量。三诺生物早在 2013 年便开始布局智慧医疗,与糖护科技开发了一款基于移动互联网实现检测数据云处理的智能手机血糖仪——糖护士,可将血糖数据保存形成云端服务数据提供未来的健康管理方案。此外,2015 年 7 月 20 日,汤臣倍健正式对外发布公告,宣布以 6 200 万元人民币的价格完成对大姨吗 APP 的战略入股,这是一次传统企业汤臣倍健和互联网公司大姨吗的跨界合作。

5.2.4　中国其他智慧医疗企业补充

表 5-9　国内智慧医疗公司一览

领域	公司	核心产品说明	最近融资情况	发展情况
健康管理	美柚生活助手	女性经期手机测试软件	3 500 万美元	7 000 万激活用户
	大姨吗	女性经期管理软件	3 000 万美元	5 000 万注册用户,日活跃用户超过 300 万
	iFit 爱瘦身	一款减肥为主的工具软件	2 500 万新台币	

领域	公司	核心产品说明	最近融资情况	发展情况
医生工具	杏树林	医学文献查询和随访的工具	数百万美元	
	丁香园	医生社交、资料查询网站	7000 万美元	200 万注册医生,用药助手等多款移动应用
	珍立拍	文献查询和医学教育工具		初期阶段
医患互动平台	健康乐	基于医患沟通和患者管理的服务平台		
	春雨医生	自诊＋问诊＋电商的医患平台	5 000 万美元	3 000 万注册用户,5 万医生,70 万日活跃,4 万咨询问题/日
	好大夫	问诊＋便携就医的医患联系平台	1 亿元人民币	2 000 万注册用户,7 万医生,600 单电话咨询/日
	家庭医生在线	一款网络私人医生服务平台		
	青苹果健康	一款老患者的医患沟通平台	数百万美元	
	挂号网	挂号与咨询结合的预约平台	1 亿美元	
专科领域	完美诊所	整形领域的电商		
	我的医生	皮肤专科的医患互动平台	数百万美元	
医药电商	中信 21 世纪	药品电商	1.7 亿美元	
	爱康国宾	体检类的电商	4 000 万美元	
	阿里健康	药品电商		
软硬件结合	37 健康	智能硬件与 APP 结合的健康管理	1 000 万元	
	康康血压	智能硬件与 APP 结合的健康管理	3 000 万元	
	Raiing 睿仁医疗	智能硬件与 APP 结合的健康管理	1 000 万元	
	Dnurse 糖护士	智能硬件与 APP 结合的健康管理	300 万元	
	康诺云	智能硬件与 APP 结合的健康管理	50 万元	
	Bong 手环	智能硬件与 APP 结合的健康管理		

续　表

领域	公司	核心产品说明	最近融资情况	发展情况
医联平台	口袋医院	一款移动查房、患者管理的医生工具		
医疗新媒体	健康界	医疗行业新闻媒体		
	医学界	医疗行业新闻媒体		
远程医疗	广东省二院	医院直接面向个人的远程医疗		

表 5-10　医疗健康智能硬件企业

序号	企业名称	主要产品	行业	地区	简介
1	北京爱康泰科技有限责任公司	孕橙助孕计	医疗健康	海淀区	孕橙助孕计(此前叫依琳体温计)是一个助孕体温计,是一款基于蓝牙4.0的体温计,自动记录您的基础体温,带您绘制周期曲线等。
2	北京欧桥世纪科技有限公司	"心卫士"智能心电图监测设备	医疗健康	东城区	北京欧桥医疗是一家医疗信息系统和智能硬件开发商,主打以心电监护及自动心电解析为主的远程实时健康信息服务系统,产品有关护网、心卫士等。
3	海思康利(北京)新技术有限公司	Sleepcare 非接触式智能床毯	医疗健康	海淀区	海思康利是一家医疗信息化、健康管理服务商,产品有医院数字化病区管理解决方案、居民个人健康管理系统、Sleepcare 非接触式智能床毯等。
4	北京百生康生物科技有限公司	云端心电仪、云端血压计、动动手环	医疗健康	朝阳区	百生康云健康是一个远程医疗健康服务平台,包括云端心电仪、云端血压计、动动手环等。
5	益体康(北京)科技有限公司	数字心电监测仪、人体脂肪测量仪、蓝牙血压计等	医疗健康	海淀区	益体康(ETComm)是一家数字医疗终端、解决方案服务商,产品有数字心电监测仪、人体脂肪测量仪、蓝牙血压计等硬件和软件。
6	海纳医信(北京)软件科技有限责任公司	PACS 管理系统、HINA MIIS 远程医疗会诊系统	医疗健康	海淀区	海纳医信是一个医疗影像信息软件系统和服务提供商,产品包括 PACS 管理系统、HINA MIIS 远程医疗会诊系统等。
7	中科康馨电子技术(北京)有限公司	智能心电、体温无线监测仪	医疗健康	海淀区	中科康馨是一家主打远程心电监测系统和心血管疾病服务的数字健康管理服务运营商,产品有心电无线监测仪、体温无线监测仪等。

序号	企业名称	主要产品	行业	地区	简介
8	北京山海树科技有限公司	健康 e 站解决方案	医疗健康	海淀区	山海树科技是一家智能健康物联网运营及服务提供商,产品有健康 e 站,为中小规模医疗机构提供健康管理解决方案等。
9	北京华录亿动科技发展有限公司	GO 健康伴侣	医疗健康	石景山区	Boumi 倍益是中国智能健康缔造者——华录益康旗下高端品牌,隶属于国务院直属企业中国华录集团。倍益率先将医疗健康电子产品、物联网技术和云计算三者结合,旨在为个人和家庭提供全方位的健康管理解决方案。
10	北京微心百源科技发展有限公司	Careyou360 健康助手	医疗健康	海淀区	Careyou360 健康助手是一个基于可穿戴设备的远程医疗健康服务平台,提供多参数实时监护、家人朋友健康关注等。
11	北京悦优博迈科技有限公司	悦优米、悦优轻体、云建康智能体脂仪	医疗健康	海淀区	北京悦优博迈科技是一家软硬件结合的医疗健康公司,致力于提供健康生活方式优化(医学营养治疗)整体解决方案服务,产品有悦优米、悦优轻体、云建康智能体脂仪等。
12	北京天地弘毅科技有限公司	小和智能健康移动终端	医疗健康	海淀区	北京天地弘毅科技是一家专注于为老年人提供关爱服务、智能健康移动终端和云健康管理服务的公司,产品有天地关爱云服务系统和小和(tdCare)智能健康移动终端。
13	九康信息科技(北京)有限公司	链爱系列智慧血压计	医疗健康	海淀区	链爱健康是一家软硬件结合的健康服务公司,通过血压计、体重计等设备采集相关数据,对用户及其亲人的健康进行监测,以便亲人进行及时预警和处理。
14	互爱互动(北京)科技有限公司	乐跑手环	医疗健康	朝阳区	乐跑手环是一个智能健身手环,通过硬件 + APP 提供健康服务。
15	北京东成新维设计咨询有限公司	iMusic Bodyrhythm 个人按摩肩带产品	医疗健康	朝阳区	iMusic Bodyrhythm 是一个通过音乐节奏转化为按摩节奏的个人按摩肩带产品,2013 年在 kickstarter 上进行众筹。

续　表

序号	企业名称	主要产品	行业	地区	简介
16	东软熙康健康科技有限公司	熙康腕表、益体机等	医疗健康	海淀区	熙康是东软旗下专注于健康管理与服务的独立品牌,提供健康管理服务。
17	北京蝶和医疗科技有限公司	智能康复系列产品	医疗健康	丰台区	DIH 蝶和医疗致力于将信息智能技术应用于临床医疗健康管理,服务包括数智医院解决方案 i-Hospital、区域医疗信息平台 RHIN、端到端药品管理平台 i-Med、智能康复解决方案 i-Health 等。
18	紫峰华年(北京)科技有限公司	E 伴健康导航仪	医疗健康	海淀区	E 伴健康导航仪是一款记录和分析每日生活行为数据、调节生活方式和增进健康的软硬件产品,目前可以记录作息规律、活动运动、体态步态、睡眠情况这四类数据。
19	尚奇浩康(北京)科技有限公司	37 智能血压计	医疗健康	海淀区	37 健康(37mHealth)是一个主打慢性病管理的健康服务平台,目前主打产品为高血压相关的服务,提供移动端监控、管理服务。
20	北京春雨天下软件有限公司	春雨掌上医生	医疗健康	海淀区	春雨医生(春雨掌上医生)是一个移动医疗健康应用,提供用户自诊、健康咨询、医患互动交流服务。
21	缤刻普锐(北京)科技有限责任公司	Latin 健康测量仪	医疗健康	石景山区	缤刻普锐(PICOOC)是一家移动智能外设产品和应用开发商,提供穿戴式设备和医疗健康服务等,产品有 Latin 健康测量仪等。
22	加丁(北京)科技有限公司	LISA 孕表、TONY 跑步表	医疗健康	海淀区	加丁科技是一家专注于母婴健康领域的智能设备和云服务提供商,主用科技让孕育更安心,旗下产品有 LISA 孕表、TONY 跑步表等。
23	北京四海华辰科技有限公司	NQA-PⅠ个体营养检测分析仪	医疗健康	大兴区	北京四海华辰科技是一家专注于中国人人体营养及体成分分析的研究机构,尤其专注于孕产妇营养定量分析、慢病患者营养分析以及能量代谢、体成分在临床疾病诊治中的研究及应用。

序号	企业名称	主要产品	行业	地区	简介
24	北京康康盛世信息技术有限公司	康康智能血压计	医疗健康	朝阳区	康康血压是一个智能血压计，通过软硬件结合的产品，为用户提供个体化贴身医疗及健康管理服务，包括智能诊断、医师问诊等。
25	北京睿仁医疗科技有限公司	Vitals Monitor、iThermonitor、孕律 iFertracker	医疗健康	昌平区	北京睿仁医疗科技有限公司是一家无线医疗产品开发商，主要做基于移动互联网的医疗生理参数无线监测解决方案，重点在母婴领域进行开拓，旗下产品有 iThermonitor 儿童智能体温计、孕律智能女性基础体温贴等。
26	北京糖护科技有限公司	糖护士血糖仪	医疗健康	海淀区	北京糖护科技有限公司是一家专注于糖尿病自我管理的移动软硬件服务，产品包括基于手机音频接口的糖护士型高精度手机血糖仪、客户端 APP "Dnurse 糖护士"等。
27	北京瑞智和康科技有限公司	iCareNewlife 快乐妈咪胎语仪	医疗健康	朝阳区	北京瑞智和康科技有限公司（和康）是一家专注于孕期健康领域的移动互联网创新公司。公司的目标是通过智能终端和无线网络，给用户提供简单、方便、实时、随身的健康监测、管理、咨询服务。公司产品目前集中在产科领域，目前公司推出了胎语仪，一款用于胎心监护的智能设备。公司将为孕前、孕中和产后提供一系列的产品和服务。
28	北京戈宇科技有限公司	微蜜 kiss 皮肤测试仪	医疗健康	海淀区	微蜜是一个面向女生的皮肤测试工具，通过智能皮肤测试仪，在手机上显示皮肤数据，为爱美的女生提供护肤参考。
29	安华亿能医疗影像科技（北京）有限公司	医学影像高端技术研究及相关设备产品	医疗健康	丰台区	安华亿能是一家主打医学影像高端技术研究及相关设备产品开发的公司，主打产品有三维超声颈动脉成像软件等。
30	中科云健康科技（北京）有限公司	糖果智能血糖仪 G1	医疗健康		"糖果"是中科云健康科技（北京）有限公司的产品品牌，中科云的发展愿景是通过智能医疗硬件＋APP＋在线专业医护咨询团队＋合作医院打造深度垂直的糖尿病 O2O 服务平台。公司在成立不到一年的时间里，快速获得上市公司、一线基金的大额投资，实现了软硬件产品与照护服务业务的飞速发展。

5.2.5　中国智慧医疗企业典型案例

1. 四海华辰

作为中国目前唯一一家从事人体成分与营养科学研究的新型高科技企业,致力于为中国所有的医疗与健康护理机构,体育、教育与军队系统,营养保健型企业、家庭与个人等客户提供定制化的人体成分检测与天然膳食营养的全面解决方案,构建覆盖全人群的营养健康管理生态圈,全面改善与提升中国人的生命质量。

公司自成立伊始,即获得国家卫生部、北京市政府、中关村高新技术开发区管委会的大力支持。随后相继与中国营养学会、中国妇幼保健协会、中国疾病预防控制中心、中国人民解放军总医院、北京大学医学部、北京体育大学、北京化工大学、大连大学等机构单位建立了长期而广泛的合作关系,共同开展人体成分与营养科学研究以及项目成果的产业化推广事业。

截至目前,公司以人体成分与营养科学研究中心为核心竞争力导向,构建了目前世界上最大的海量人体成分数据库、食材数据库、膳食结构数据库。并且形成了针对不同群体的基于天然膳食营养与健康管理的全面解决方案。

自创建以来,公司创新产品研发中心独立自主研发了全球首创的适用于孕妇的个体营养检测分析仪,适用于专业医疗以及家庭与个人市场全人群范围的智能体成分检测分析仪,以及体脂分析仪、食物智能分析仪等高科技产品,同时已申请及拥有了多项国家技术发明专利成果。与此同时,针对超声理疗市场不断扩大的需求趋势,公司最新研发成功的超声电导仪产品已在全国范围内开展全面学术推广与销售。

2015 年,公司已经成功的将医疗、非医疗等多系列产品线推向市场,利用强大的四海华辰的营养师团队,打开了营养这一领域的大门,实现"为营养,四海梦"的愿景。

北京四海华辰科技有限公司身处在一个伟大的时代。将不断顺应时代发展的要求,永远立足于中国,持续创新于中国,领先服务于中国,为中国人的营养生命健康保驾护航,开创崭新天地,成就卓越事业。

北京四海华辰科技有限公司(以下简称四海华辰)根据自己多年的经验,已经占领了足够的线下市场。其一,优秀的线下渠道——医院。其二,强需求的渠道——学校。其三,优质的服务渠道——直销类企业。

根据最新的报告显示,中国每年有近 2 400 万新增孕妇,其中 17%(408 万)的孕妇患妊娠糖尿病、妊娠高血脂、孕期营养缺乏等症状。超过 80%(1 900 万+)以上对自身和胎儿体重控制十分关心。四海华辰医院渠道上已经积累了超过 1 200 家的妇产医院,通过与妇产医院的合作,让孕妇从心理方面对其认可,从而在依从性、可信度上,占据足够的优势。

2016 年四海华辰还将扩大这一优势,计划再新增 3 000 家医院资源,以医院为入口,在营养的普及、市场的教育、知识的宣教以及营养的推广方面多处发力,踏踏实实地为"让中国人的营养进行质的改变"这一目标不断的努力。

与此同时,四海华辰还将医院用户引流到移动互联网平台之中,让用户只要有需求,随时随地地得到专业的服务。2016 年,北京四海华辰科技有限公司协助中国营养学会组办了中国营养知识传播网,目的一方面培训专业的营养师,另一方面也可以让孕妇这一群体得到更优质和专业的服务。中国营养知识传播网计划将营养师人数在 2016 年扩大到 3 500 多个,遍及每个县级地区,达到在全中国的覆盖。同时引入了评分体系,对营养师进行实时的跟踪和评估,以保障营养师这一核心服务体系的完善和专业性。

四海华辰在学校这一强需求的的群体中,也提供了相应的解决方案。利用四海华辰的儿童营养系统和学校的营养师,为学校管理人员、校园食堂、学生家长提供专业的营养解决方案,并且根据每个学生的体质、营养情况提供个性化的解决方案。

同时,四海华辰还与直销类的企业进行合作,提供硬件、软件解决方案,让服务由直销类企业进行。目前,已经达成 3 家以上直接类企业,正在向百万客户进行服务。

赢利模式的不断创新。四海华辰利用其先天的优势,正在将孕产妇、学校(儿童)、全人群从线下拉到线上,也同时将 O2O 更细化为 H2O(Hospital to Online)、E2O(Education to Online)等细分领域。经过一年的发展,已经积累精准用户达到 200 万以上。同时,利用与各专家的合作,还会有 20 万左右的种子用户,为四海华辰的营养研究、成果转化提供数据支持。

四海华辰将利用自己的设备先进性、营养专业性、服务的标准化,在营养这一领域不断的发展,目的是将营养这一市场继续做大做强,同时也会引入优质的设备服务端,如深化为智能设备、营养服务商,如餐饮企业、保健品企业,共同打造营养这一平台,为中国人的营养提供指导,旨在为中国人的营养提供专业的膳食营养解决方案。

2. 东华软件

东华软件是国家规划布局内重点软件企业和国际火炬计划重点高新技术企业,拥有行业最完整的顶级资质:国内最早通过软件能力成熟度集成(CMMI)5 级认证的软件企业;工信部授予的全国仅八家"国家安全可靠计算机信息系统集成重点企业"之一;具有涉及国家秘密的计算机信息系统集成甲级资质。

东华目前拥有 600 多项计算机软件著作权,主要产品和应用技术处于国内领先水平,部分产品处于国际领先水平。作为国内领先的综合型行业应用软件、计算机信息系统集成及相关技术服务的提供商,公司的软件产品和集成服务已在国民经济的绝大部分重要领域得到广泛应用,在医疗、金融、通信、电力、水利、政府、石油化工、大中型制造业及近年蓬勃发展的智慧城市等领域,东华始终保持市场领先地位。2014 年,东华在医疗、金融及网络管理等领域市场占有率均居行业首位。

东华软件自成立以来已为数千个用户提供了优秀的信息系统解决方案,涵盖多种应用与技术平台,成功完成了水利部、国家电网公司、华夏银行、山西移动通信公司、中石油股份公司、江苏中烟工业公司、中国国际航空公司、海关总署、北京协和医院、中国人寿保险公司等客户的堪称业界典范的应用软件开发和计算机信息系统集成项目。多年良好的业绩及服务也得到众多厂家的信任与认可。目前,东华软件是数十家国际国内知名 IT 企业的增值代理商、系统集成商或战略合作伙伴,为向用户提供全面解决方案及优质服务奠定了坚实的基础。

2015 年,随着"互联网十"国家战略的快速推进,东华软件充分发挥其行业优势,率先启动健康乐,探索互联网医疗新思路;适时推出华金在线,打造互联网金融生态圈;深度研发东华工业 4.0,全力支持中国制造业转型升级;大力推进智慧城市,积极布局全国智慧城市发展。

2001 年,东华软件携其在软硬件集成服务方面的优势进入医疗信息化服务领域,推出具有完全自主知识产权的东华数字化医疗信息系统(简称 iMedical)和东华智慧医疗解决方案(简称 iHealth),并逐渐成为国内医疗健康领域一流的数字医疗整体解决方案供应商。到目前为止,iMedical 在全国众多大中医院和得到广泛应用,代表性用户有北京协和医院、北京安贞医院、四川大学华西医院、北京友谊医院、中国医科大学附属第一医院、中南大学湘雅医院、南方医科大学南方医院、中山大学附属第三医院等。iHealth 可为各级医疗卫生机构架构起区域性智慧"健康云"、"卫生云"、"医疗云",代表性用户有衢州市卫生计生委、北京海淀区卫生计生委、呼和浩特市卫生计生委、合肥市卫生计生委、南通市卫生计生委、桂林市卫生计生委、深圳宝安区卫生计生委等。

东华医疗卫生事业部现有员工 1 600 余人,其中 1 400 余人从事软件开发、软件测试和工程实施,8 年以上东华工龄的员工所占比例约为 50%,技术队伍稳定,人员流动率非常低。十余年来,医疗卫生事业部已拥有医疗卫生信息化知识产权近 70 项,在开发、实施、管理、售前和销售方面积累了丰富经验和大量人才,技术实力雄厚,可为用户提供从方案设计、售前咨询、系统集成、工程实施、实施咨询、售后支持、软件开发、培训等多种服务,是医疗机构 IT 建设最佳和值得信赖的合作伙伴和咨询机构。

"品质、先进技术和理念、服务以及十余年在医疗卫生信息化领域的丰富积累"是东华智慧医疗的价值所在和永远不变的信念。

3. 人杰同悦

北京人杰同悦健康管理有限公司成立于 2015 年,作为健康管理产业界的后起之秀,秉持先进的健康管理理念,倡导精准适度健康管理与维护,会同致力于精准适度医疗的医学专家、机构等开展广泛合作,2015年公司与中国医疗保健国际交流促进会医学数据与医学计量分会合作举办了"如何让医疗更精准"研讨会,旨在推广精准管理、适度医疗理念,反对过度体检。

人杰同悦健康管理公司借助北京优质专家资源最为丰富优势,致力于建设国内高端健康管理的第一品牌,建成理念、服务、信誉一流的高端健康服务机构,通过制定个体化的健康管理方案,为高血压等慢性病患者、老年人、儿童等有管理需求的客户提供高品质的服务,特别是与空军总医院、阜外医院等高血压专家开展合作,在高血压的管理方面已形成品牌效应。公司将大力推广基于全生命周期健康档案数据的健康管理服务理念,为全民健康管理的实现的提供支持。

4. 基卫(北京)医学科技中心

基卫(北京)医学科技研究中心宗旨是在国家人口与健康科学数据共享平台支持下,承担国家科技重大专项、重大公益专项、科技支撑计划等项目中有关基层医疗卫生领域的科研成果转化与市场推广任务,专注于基本医疗卫生项目的科技创新,为政府决策、卫生事业的发展、基层医疗人才培养提供科技支撑,从而提高我国医疗卫生服务整体水平,卫护国民健康。

该单位处于创始阶段,2014年4月成立至今,在农村医疗卫生产业链典型应用技术研究与示范项目推广方面取得了良好业绩,具体表现有:建立了33个示范基县区;编辑完成常见病、慢性病、心脑血管病、肿瘤中西医防治、重点人群营养技术规范;与301医院签订科研成果推广协议。从预期市场分析来看,可望在2015年推广100个县区,销售收入达到200万元。之所以能够达到这个目标,是因为资金主要用于适宜技术推广,研发实用信息化工具产品,建设应用县区的服务站点。

已经形成的产品有:

(1)常见病、慢性病诊疗规范和临床路径专著;

(2)临床医生集中培训讲义、视频光盘;

(3)高级医院专家团队;

(4)基卫医站、基卫医家、远程协诊系统、健康信息采集和风险评估系统等信息化产品;

(5)县域卫生杂志、科技出版社、军医出版社等媒体宣传出版团队。

在新的一年里,面临着国家发展重大机遇,特别是卫计委推广家庭医生制度,建立分级诊疗体系提升为重点工程来做。借助承担的相关科研课题,建立了完整的实施团队,又有发改委远程医疗试点政策支持,将在原有远程医疗服务平台基础上开发出来专业的家庭医生服务模块,搭建全国最权威、最专业的家庭医生O2O服务平台。家庭医生市场需求迫切,国家政策支持力度较大,但是商业运行模式明显不够成熟,服务标准尚未建立,一定要通过努力成为家庭医生服务标准的制定者,商业模式的领导者。假设服务覆盖 1 000 万人口,按照人均 10 元的家庭医生消费,每年将有过亿元的现金流通,可撬动间接市场收益至少达到 10 亿元。

主导产品是医疗产业链典型应用技术推广培训和家庭医生契约式服务。总体来说,现在的产品处于起步推广阶段,接下来工作重点是推广市场和完善产品。O2O 家庭医生服务平台是独一无二的,是国家人口健康数据共享平台家庭医生专题服务独立运营单位,另外,已经借助承担的课题建立了 30 多个示范县,另有北京协和医院、301 医院等十多家三级特等医院参与项目,专家团参与了卫计委的乡村医生签约服务标准制定。真正可以做到线上预约,线下服务,分级诊疗,开辟绿色转诊通道。

把市场定位在通过提升乡镇卫生院服务能力,开展首诊医疗服务制度,拓展县域医疗服务市场,掌控医疗网底资源。根据一年多来实地的调查显示,乡镇卫生院医疗服务能力严重退化,几乎丧失医疗技术服务能力。已经到了必须提高的阶段,现在是切入市场的最佳时机。有了网底资源就可以发展高端医疗服务。

5.3　国内智慧医疗产业大事记(2015 年)

1. 智慧医疗年会

中国医疗保健国际交流促进会(简称中国医促会,英文缩写 CPAM)成立于 1987 年,本着友好合作、平等互利的原则,广泛团结全国医疗保健科技人员和医疗保健企事业单位,积极促进我国医疗保健机构与世界各国(地区)医疗保健行业间的交流与合作。中国医促会共有韩德民、韩亚玲、陈红铎、程书钧、樊代明等 39 位院士,下设分会 104 个,主办的华夏医学科技奖被赋予直推国家科技奖的资格。在韩德民会长的领导下,中国医促会坚持"名家、名奖、名会"发展战略,坚持"学术引领学会"的发展道路,集中资源优势,创造性地开展品牌建设,实现了跨越式的发展。

中国医促会医学数据与医学计量分会于 2015 年 12 月 5 日正式成立,由临床医学专家,医学数据分析专家,医学计量、检定专家,医疗设备研发专家,监督监管部门专家及产业界人士等组成。智慧医疗的实现不仅是高精尖医疗技术、设备的应用,也离不开精准数据的支持,而我国国民长期纵向大数据的空白正是导致诊疗不足与过度诊疗现象突出的重要原因。在智慧医疗的时代背景下,医学数据与医学计量分会以促进精准、适度医疗为己任,正在进行的"中国百万人群队列研究"项目正是致力于国民健康数据的长期研究,致力于寻找适合我国国民实际的临床诊疗标准,为国民健康评价参数提供精准的数据标尺。分会还与医疗质量控制分会积极承办了总会开展的《中国医院学科医生评估系统》项目,应用大数据分析,以服务患者、服务社会为中心，注重医疗水平和学术引领性，发布专业的、有价值的关于我国医院、学科和医生的医疗资源信息咨询。

2. 智慧医疗健康平台

"大数据时代"，从大数据分析到大数据研究平台，仿佛数据越"大"越代表先进生产力，越可以解读一切。然而医学领域，小数据往往也很美，甚至更加重要。比如，有病人反复出现皮疹，诊断为花生过敏，而能够真正确诊实际上是通过家长记录孩子饮食发现的。"小数据"不比大数据那样浩瀚繁杂，却对每个个体至关重要。

一只智慧医疗的"国家队"就想在"小数据"上做出不一样的东西。今日，国家科技基础条件平台"人口与健康空军总医院平台中心"建设的"智慧医疗健康服务平台"对外发布，其主旨在于将一个人从孕育腹中到垂垂暮年的全部生命健康信息存储记录，为个体打造"生命信息保险箱"，便于随时了解自己的健康状况，及时获得相应的健康管理服务。

据了解，"人口与健康空军总医院平台中心"的数据库及智慧医疗服务平台，由空军总医院和北京邮电大学王枞、李剑峰教授团队共同建设。主办方介绍，个体可以在此平台上，随时添加自己的就医病例、体检信息、日常生活信息等资料，还可以针对系统中自己的数据进行可视化分析，结合不同人群的健康图谱，查找自己的健康状况在图谱中所处的位置。

3. 全生命周期健康管理从"零"开始

随着经济发展和生活水平的提高，人们在享受现代文明成果的同时，处于亚健康状态的人也越来越多。而近年随着移动互联、物联网、大数据技术的发展与应用，医疗健康管理服务也迎来了物联网大数据时代。足不出户就能寻医问药、随时随地检测身体指标等，这些曾经仅存在于蓝图里的智慧医疗健康服务模式，如今正越来越多地走进普通百姓的日常生活中，全生命周期的个体化健康管理也逐渐成为现实。

"智慧医疗健康服务平台"正在此背景之下轮廓渐清。空军总医院主任医师、特诊科主任王新宴表示，这一智能平台以个体的原始健康数据、动态输入数据、健康评估分析、人群健康图谱为基础，打造全生命周期的健康服务管理系统，涵盖了从胎儿期到老年期的各个生命阶段，包括孕育记录、出生档案、发育记录、成长记录、体检记录、生病记录、健康管理等。

生命信息保险箱为精准治疗、个体化治疗提供基础数据。因为人体不同于"零件"，每个个体都有特殊性。很多慢性非传染性疾病的诊断标准来源于大数据，个体化数据是每个人独有的。

目前，大数据在医学领域广泛应用，高血压诊断标准、骨质疏松诊断标准、药物评价、医疗设备溯源、基因诊断等等都离不开大数据。实际上，临床诊疗中"个体化数据"更为重要，用"个人小数据"和"大数据"比较的同时，要跟踪个人的"小数据"。

个性化的诊断治疗都需要记录和分析个人行为随时间变化的规律,这就是"个体化小数据"。

在健康管理中,个体健康信息需要横向和大众比,纵向和自己比,随时发现自己的变化,调整自己的生活方式,使自己健康平安。

主办方表示,正在建立的"生命信息保险箱"就是用户可以通过存储自己的"个体小数据",不断为自己完善健康自画像。而集成大量在线数据建立的数据信息平台可以推动个体化诊断治疗,正确判断,减少误诊,避免过度诊疗和诊疗不足。也就是"从大数据得到规律,用小数据去匹配个人"。

4. 可穿戴设备颠覆传统健康管理模式

可穿戴设备的微型化、便携化、数字化,是全生命周期健康管理的基础。可穿戴设备的创新发展为生命信息的采集提供了保障。

王新宴认为,未来十年,从医学诊断、处方用药、患者监护到健康管理等领域,都将开启智能化时代,医疗健康管理走向智能化发展是大势所趋。随着智能化产业的发展,智能血糖仪、智能血压计、掌上监护仪、电子皮肤等生命信息采集设备及简单易操作的医疗设备在普通家庭中的普及率会逐渐提升。根据有关研究机构发布的数据,预计到 2017 年,中国可穿戴医疗设备市场规模将达到 47.7 亿元,年复合增长率达 60%。

只有能够充分了解个体的生理数据,我们才能更好地进行全生命周期的个体化健康管理。可穿戴医疗设备可满足医疗机构、医护人员、大众群体的不同需求,是远程医疗、健康管理的基础。

远程持续监测患者的心跳、血压、呼吸频率、体温、血氧浓度、血糖、脑电波、活动、情绪等生命指标,可以实现更完善的医疗服务及健康管理。目前,已经有借助手机和云端的糖尿病管理平台和高血压管理平台,专家可以实时分析个体的血糖波动、药物疗效等情况,给出诊断及用药建议。

5. 可穿戴医疗设备计量标准与服务标准亟须规范

在中国新医改的大背景下,智慧医疗健康管理服务已经开始了探索应用,地方政府竞相提出要加强医疗卫生资源整合、加快建设统一的医疗卫生信息平台,明确将深入拓展智慧医疗健康服务。

北京市利用"互联网+"加紧建设"北京健康云"服务项目。通过智能设备检测和云端数据分析,让市民在社区或是家里实现健康管理。上海市推出了"智慧医疗云服务"项目,初期将为市民提供健康医疗档案查询、健康医疗信息服务、就医服务、远程诊疗、健康资讯等服务。杭州市经过两年的"智慧医疗"建设,已在全国省会城市中居于领跑地位,将"智慧医疗"迅速推广至所有市属医院、16 家县级医院、10 家省级医院及主城区的 45 家社区卫生服务中心和 276 家社区卫生服务站。

当然,除了政府主导推动的"智慧医疗"建设,各地医疗机构、健康行业协会、健康管理公司等也在各显神通。智能血糖仪、智能血压计、掌上监护仪等各种可穿戴设备,以及掌上咨询转诊、掌上药店等各种移动健康应用程序,正如雨后春笋般涌现出来。智能医疗健康管理服务已经走上发展的高速通道,然而相关行业标准、监管却远远没有跟上步伐。

"如何确保互联网医疗健康数据安全和保护个人隐私是当前智慧医疗健康管理服务亟待解决的问题,政府部门或医疗健康行业协会应尽快出台相关行业安全标准,对医疗卫生信息许可、网络信息许可、监管考核等做出严格规定。并且尽快立法防止个人生命信息泄露,严厉惩处窃取他人个人信息资料的行为"。

6. 中医药健康大数据产业技术创新战略联盟

12 月 27 日,中医药健康大数据产业技术创新战略联盟在北京宣布成立。中国中医科学院首席研究员、中医药数据中心主任刘保延表示,希望通过联盟这个平台切实推动中医药健康大数据的发展,让"互联网＋中医药",让"大数据＋中医药"。

当日,国家中医药管理局科技司副司长李昱出席并发言。国家卫计委统计信息中心主任孟群、国家中医药管理局规划财务司司长苏钢强、人事教育司司长卢国慧、中国中医科学院党委书记王炼、中国中医科学院常务副院长黄璐琦院士、中国科学院计算技术研究所李国杰院士以及联盟成员单位代表 250 余人参加了成立大会。

7. 说"中医不科学"的声音会越来越小

中国中医科学院终身研究员屠呦呦荣获诺贝尔奖,大大提振了国内中医界的信心。

中国科学院计算技术研究所李国杰院士表示,大数据方法的普遍采用使中医学更加理直气壮地进入科学殿堂,今后说"中医好像不科学"的声音会越来越小。

李国杰说,中医以临床实践为基础,形成了辩证论治、个体化治疗的体系。尽管从生物医学角度中医现在还很难回答为什么,但是借助大数据理论和技术方法可以从治病和整体调节人体健康状态的角度回答是什么东西或者怎么治,"大家知道中医有三千多年的历史,积累了大量的大数据,找到了很多重要疾病的相关性,可能还讲不出因果道理,但是丰富的中医临床数据如果全部搜集起来是巨大的宝库。过去中医一般是小作坊方式,独个郎中看病,并没有有意识积累大数据,但未来通过云计算可以把所有的数据记录下来,实现'中医大脑'。在美国,IBM 开发的沃森问答系统比人还厉害,得了冠军,抢答一些很有挑战性的问题。现在这个系统已经做医疗了,我想将来的'中医大脑'做出来,可能会超过他们的系统。"

不过,李国杰也同时提出中医药大数据研究需要注意的几个问题:一是既不要轻视也不要迷信大数据的作用。李国杰说,人们的决策是从知识、经验,甚至靠直觉。基于大数据的决策更多是依赖于机器做的,计算机发现数据相关性很多是偶然的,并没有实际意义。所以要把人的判断和计算机结合往往取得最佳效果。另外一点就是思考,信息比数据更重要。信息也好,数据也好,是产生知识的必要,思考才是产生新知识决定性的因素。

二是对"相关性分析"不要盲目乐观;三是不要只盯住数据量的规模;四是要汇集尽量多种来源的数据。

此外,李国杰还提醒要特别关注大数据平台的成本,以及发展大数据所需要的新处理模式,"中医和健康领域的科技人员和信息领域的人员结合起来密切合作,来探索新的大数据的一体机、新的处理模式和新的算法,这样才能大幅度提高性能和降低成本和能耗。"

8. 聚焦产业技术创新,实现中医药信息化

对于中医药健康大数据产业技术创新战略联盟的主要任务,刘保延表示,联盟由国内外医疗机构、高校与科研机构、企业单位、投资金融机构以及其他社会团体共计 101 家单位发起成立,以中医药发展的信息化需求和互联网、中医药的推动力为基础,以提升我国中医药大数据产业技术创新能力和实现中医药信息化为目标,以信誉契约为保障,形成的联合创新、优势互补、利益共享的合作共建与共享平台。

刘保延说,联盟旨在组织理事单位等围绕中医药大数据产业技术创新关键问题,开展中医药大数据技术合作,形成产业技术标准平台服务,为实现中医药创新资源的有效分工与合理衔接,为实施技术转移,加速科技成果的运用,提升我国中医药大数据产业和中医药信息化整体竞争力提供支撑;为人才的交融、人员的互动提供交流学习的支撑。

对于联盟的发展,中国中医科学院常务副院长黄璐琦院士提出几点建议,一是加强联盟机制的建设;二是密切合作,研制并制定中医药大数据领域相关的技术标准和平台;三是不断创新,促进成果转化,为行业的发展及民众提供服务。充分利用挖掘数据技术,挖掘有价值新理论、新知识、新的诊疗方案,这对中医药理念的创新与发展将会起到直接的促进作用;四是加强跨学科的培养,借助各方力量,搭建多学科人才培养的平台,为中医药行业培养急需的多学科及专业人才。

当日,联盟推选中国工程院院士、中国中医科学院院长张伯礼,中国工程院院士、中华预防医学会会长王陇德担任联盟理事会理事长;中国工程院院士、中国协和医科大学基础医学院研究员刘德培,中国工程院院士、中国中医科学院常务副院长黄璐琦担任联盟专家委员会主任。

大会还就大数据最新理论技术、人口与健康数据、中医药健康服务规划,以及互联网＋中医药和中医馆健康信息云平台等主题进行了研讨。近期,联盟将重点围绕中医药大数据资源的汇聚平台和共享机制等方面开展工作。

9. 中国医疗保健国际交流促进会胃肠外科分会

中国医疗保健国际交流促进会(简称"中国医促会")成立于 1987 年,是同中华

医学会和医师协会平行的一级结构,由国家卫计委监管,学会旨在促进我国的医学事业发展和国际交流。12 月 5 日,中国医疗保健国际交流促进会胃肠外科分会成立大会在北京金台饭店隆重召开,会议选举我国著名外科专家北大医院的刘玉村院长为第一届中国医疗保健国际交流促进会胃肠外科分会的主任委员,选举北大医院的汪欣教授、上海中山医院的孙益红教授以及卫生部直属北京医院的肖刚教授等人担任副主任委员,汪欣教授兼任秘书长,会议还选举出 32 名常务委员,吉林大学第一医院的孙东辉教授和吉林大学第二医院的王旭东教授作为吉林省代表被选举为常务委员,朱甲明教授和吉大三院的舒振波教授当选为委员。在汇集全国胃肠外科领域众多精英的行业协会里,吉林省本次有多人入选,说明我省在胃肠外科领域的进步受到了全国同行业的关注,吉大一二三院的各位胃肠外科同仁将携手在全国医促会的指导下为吉林省胃肠外科发展和百姓健康事业做出贡献。

10. 医促会医学数据与医学计量分会

12 月 5 日,中国医疗保健国际交流促进会医学数据与医学计量分会成立大会暨如何让医疗更精准研讨会在中国科技会堂隆重召开。在大会开幕仪式上,人口与健康空军总医院平台中心王新宴主任以"医学数据与精准医疗"为题,就医学数据与准确诊断、医学数据与精准医疗、建立百万人群队列研究三个方面的问题进行了阐述,她表示,我们开展的百万人群队列研究将为中国人的健康评估提供一把精准的数据标尺,为评价药物等干预措施的效果、各种临床指标的正常值范围、医学诊疗指南的科学制定提供精准的大数据支撑。

在演讲中,王新宴主任以自己研究多年的高血压诊疗为例,说:"我国缺乏大样本人群的长期观测健康数据,尽管明知国内外人群基因、饮食、环境、生活方式等差异巨大,但我国医学诊疗指南的制定只能主要参考国外人群的数据。"为此,她积极参与并推动百万人群队列研究。在谈到进行此项研究的现实意义时,她说:"目前已有的数据横断面数据多,纵向长期随访数据少,观察人群不同,数据碎片化,资源重复投入却无法联系、整合。采集规范标准不一,设备不一,数据难比较、难兼容。我们亟须建立一个大样本人群,整合所有重要采集项目,统一仪器设备、采集人员统一培训、统一数据录入,资源开放共享,跟踪随访 20 年。"

大数据的收集和整理目的在于有效推进精准医疗,"大数据对于我们搞研究本身,它实际上指的是大数据,让人群中的数据更为精准。对个体而言,就是一个人的自画像,从小到老的各项身体健康数据指标的变化。大样本的医疗的意义是让整个人群的医疗更加精准,对于个体而言,则是让每个人可以根据这些数据管理自己的身体,进行更加精准的管理。"

谈到这些数据的应用,王新宴说:"目前这些数据尚处于收集整理阶段,也就是按照标准的时间、标准的人群,按计量学的方法采集人体参数,建立中国人健康的一个标尺。而这样的标尺,欧美等国家已经具有了,我们还没有建立起来。这样的标尺建立起来以后,就能给以后的精准医疗带来一个有力的支撑。"

"精准医疗的目的是让身体患病的人及时得到治疗,而身体健康的人不必去乱吃药。与精准医疗相关的则是适度医疗,我们在推广大数据研究与精准医疗的同时也要积极倡导适度医疗,不能将精准医疗绝对化。要知道,我们所有研究的目的是为了让人们能健康生活,快乐长寿。"王新宴这样解释精准医疗与适度医疗的关系。

在被问及基因检测的有效性时,王新宴主任表示,基因检测目前正处于"战国时代",还处于一个混乱的起步阶段,并没有大家想象中的那么神奇与准确,尚没有一个准确的证据来证明基因的变化对疾病发生的精准性。"我们进行大队列的研究,对很多医学难题与争议进行权威科学的解读。"

第6章 智慧医疗健康当前面临的挑战

通过移动互联、穿戴式设备、大数据等新兴技术与新商业模式的结合,智慧医疗正全面颠覆我们对医疗的认知结构,可以预见,医疗的各个细分领域,从诊断、监护、治疗、到给药都将全面开启一个智能化的时代,结合商业医疗保险机构,全新的医院、患者、保险的多方共赢商业模式也在探索中逐渐清晰。

智慧医疗发展至今面临的主要的挑战在于,医疗行业的信息量非常庞大,而且数据结构异常复杂,加之各医疗机构之间的体制藩篱,从采集、整合到分析的过程将面临重重困难,需要政府各级部门大力配合,提供保障性政策与措施。

目前产业链现状如下

1. 政府投入不足,传统流程限制产业发展

传统医疗管理模式中,管理系统主要以业务流程为中心,管理体系是一个重叠、交叉的多层次的行政管理控制体系,管理层面则以控制和协调性的工作为主,不仅有损积极性而且扼杀了一部分创造力。新型的医疗服务模式要求在医院管理、患者信息管理、服务机制上,通过对流程进行规范设计、科学实施并持续改进、优化,使医疗健康管理达到规范化、系统化和持续化。在推进智慧医疗的过程中,希望通过以卫生信息技术和医疗信息系统为纽带,充分利用先进的卫生信息技术对医院原有服务流程进行再造。

医疗卫生事业是民生工程,政府相关部门应该加大投入力度,充分的投入可确保产业链典型应用技术研发完成、示范工程成功推行和应用,从而避免由于投入不足而导致的失败,或使得项目的结果仅仅停留在理论层面,成果束之高阁;加大人力、物力投入,在产业链典型应用技术突破方面,要加强国际合作、加大研发力度、加强产学研合作,组建由政府、产业链、上下游企业、科研院所、医疗卫生行业协会等建立的产业联盟,充分调动各方力量,刺激医疗信息化建设进程。

2. 产业链部门合作缺乏协调

我国传统医疗信息化规划中各自为政,部门规划多,跨部门的系统规划少。对于智慧医疗总体规划而言,缺乏合作协调。在很多医疗卫生相关部门和设备、平台

提供商之间缺少沟通意识,包括和相关部门尤其是通信部门沟通不足,信息化专家和公共服务专家沟通不足,对信息网络相关技术和业务模式的发展缺乏前瞻性,对应用主体的需求变化也缺乏通盘考虑。

随着各行业信息化不断从局部应用向成片应用、广域应用过渡,一方面公共卫生部门之间如血液管理、医院、卫生监督管理、疾控中心、妇幼保健、医疗保障中心等各部门实现相互协调配合,在信息化顶层设计时必须理顺协调机构、管理机构的关系,促进相关部门协调运作,系统推进智慧医疗建设。

另一方面,智慧医疗是个崭新的概念,只有建立互动共赢的组织协调机制,才能让不同部门、企业、地区之间形成合力,积极主动的推进网络融合、信息共享,促进物联网技术在医疗健康领域的推广和应用进程。

3. 国产核心医疗软硬件设备企业缺乏有益培育环境

医疗硬件尤其是数字医疗设备方面核心技术及知识产权仍为国外企业所控制。据了解,我国每年从国外进口大量医疗设备要花数亿美元的外汇,国内有近70%的高端医疗器械市场被发达国家公司瓜分,核磁、MR、CT 等医疗设备市场主要集中在 GE、西门子和飞利浦等外资公司手里。此外,在中国医疗软件市场上,国外企业包括 IBM、西门子、思科、GE 等众多跨国企业已提前在中国的医疗市场布局抢位,专门成立医疗信息化行业部门,大力进军中国医疗信息化行业。

我国应当鼓励国产核心医疗软硬件设备企业的自主创新力,加大力度培育国产医疗企业,借助新医改实现国产企业产品市场份额的大幅提升。卫生行政主管部门应当建立鼓励国内智慧医疗软件平台、设备、芯片等企业自主创新的机制,并给予政策及配套资金的扶植,将有益于企业的创新开发,促进国内厂商做专、做强,推动产业进入快速发展的轨道。

4. 医学信息与信息医学的科研支持及人才培养

医疗信息化人才需求巨大,尤其是既熟悉医疗卫生业务,又精通计算机通信专业的人才严重缺乏。人才严重短缺制约是发展医疗信息化不争的事实。为逐步解决医疗卫生信息化人才需求,卫生部和教育部正在联合研究制订医疗卫生信息化人才发展战略,科学规划医疗卫生系统信息化建设人才需求、专业分工、知识与技能要求、培训计划和考核体系;同时出台医疗信息化人才奖励机制,调整专业人才待遇,纠正医院 IT 技术人员薪资低于其他行业的不利状况,吸引人才,稳定队伍;开展国际交流,通过请进来、送出去、师资和学生交流等形式,提高医学信息与信息医学人才的水平。

同时支持大批有价值的智慧医疗相关科研课题开展,切实培养医学信息和信息医院科研人员在项目中提高研发能力,提高我国在该领域自主知识产权的权重。

5. 法规与政策的调整

智慧医疗正处于发展初期,产业链发展不完善,尤其医疗领域,确实有很多制约物联网产业发展的因素,比如有观念、体制、技术、安全等。从目前中国现实状况来看,体制性障碍是最需要优先解决的问题。

实际上,由于存在体制性障碍,不仅行业信息难以实现共享,而且作为物联网发展基石的基础性网络建设也受到了阻碍。正是由于体制性障碍严重阻碍了物联网的发展,所以需要国家改善管理体制促进应用。同时各个行业管理部门也需要积极转变观念,从过去单纯的管理者身份向未来的合作者身份转变,加强部门地区间的协作和资源共享。实际上,现在已经有很多地区在推进部门之间的协作共享,比如北京着力推进的北京无线政务网,整合了北京市委、公安、武警、交警、城管之间的管理网络,形成一个统一的城市管理、突发公共事件处置指挥调度核心平台,大大提高了政府各部门的指挥通信和协作管理效率。

另外,随着社会民众对自身健康的关注以及隐私保护意识增强,加强针对公民电子健康档案信息的归属权、服务使用权的法律保证,已成为智慧医疗服务运营的重要保障。

以下从面向对象、使用场景维度分类介绍智慧医疗的变化迎来的挑战。

6.1　医院信息化升级

6.1.1　人口健康标准体系

人口健康标准规范体系是卫生信息互联互通和信息共享的基础,人口健康标准规范体系将基于国家现行标准规范体系为基础,制定本地人口健康标准规范,包括基础类标准、数据类标准、技术类标准和管理类标准。

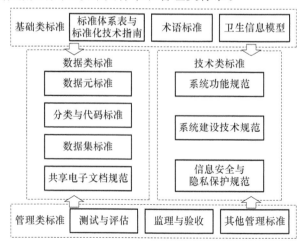

图 6-1　人口健康标准体系

6.1.2　人口健康信息平台

人口健康信息平台:构建以电子健康档案和电子病历为核心的区域人口健康信息平台和数据资源中心,为卫生行政管理部门和医疗卫生机构提供数据共享、业务协同等应用服务,并为其他行业部门和居民提供卫生信息的统计、查询等服务。形成以居民电子健康档案和电子病历为基础,信息共享、互联互通的跨区域跨部门的联动协同服务机制。

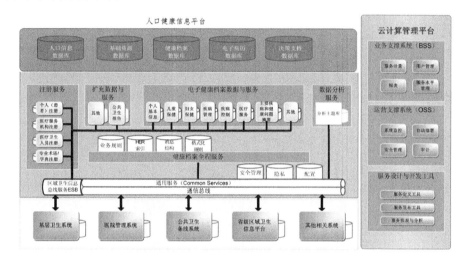

图 6-2　人口健康信息平台框架图

6.1.3　二三级医院信息化标准化改造和完善

完善和建设二三级医院基于电子病历的医院信息系统,重点完善信息化基础比较薄弱的市级医院和区级医院的信息系统,按照国家基于电子病历的医院信息系统建设标准对全市二三级医院信息化进行标准化改造和提升,达到国家电子病历系统功能应用水平 6 级评价水平,达到国家卫生信息标准符合性测试要求,达到国家医院评审要求。

6.1.4　基层医疗机构信息系统

建设以居民健康档案管理为基础,涵盖基本药物使用、公共卫生、医疗服务和综合管理绩效考核等基本功能的基层医疗卫生信息管理系统,实现与新农合、医保、药监等系统的有效衔接,为提升基层医疗卫生机构规范化服务质量和水平提供信息技术支撑。以信息化推动基层综合改革,提高服务水平,为互联互通、资源共享、分工协作、统一高效的区域医疗卫生信息化建设奠定基础。

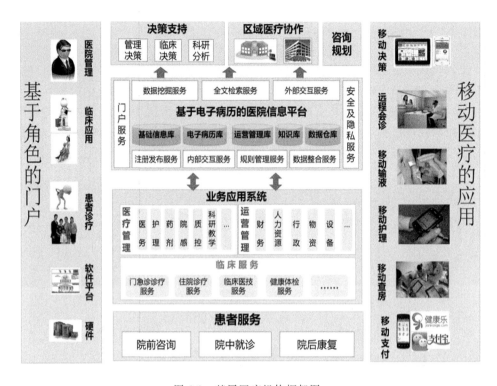

图 6-3　基层医疗机构框架图

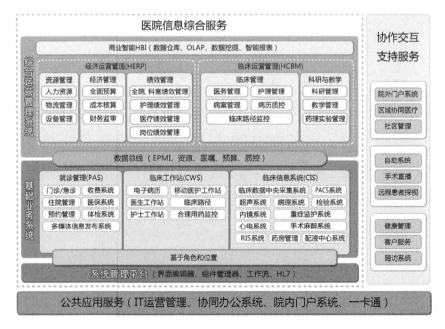

图 6-4　基层医疗机构信息系统

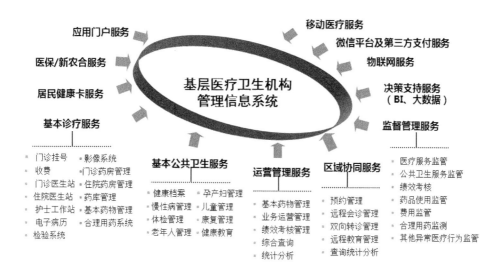

图 6-5　基层医疗卫生机构服务

6.1.5　公共卫生系统

完善公共卫生领域应用系统,包括基本公共卫生服务系统、妇幼保健管理信息系统、传染病管理系统、一体化免疫预防系统、慢性病管理系统、地方病管理系统、精神卫生管理系统、疾病预防与控制系统、卫生监督系统、突发公共卫生事件应急指挥与决策系统等,提高公共卫生机构信息化水平及综合服务能力。

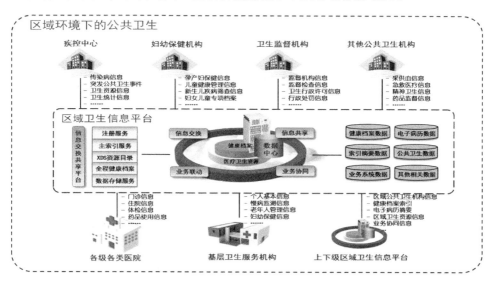

图 6-6　公共卫生系统

6.1.6 医疗机构＋互联网改造

针对二三级医院进行互联网＋改造,建设面向居民提供便捷、优质、高效的移动互联网便民惠民的智能化应用,主要包括互联网及移动手机 APP、微信平台等应用。一是整合医疗卫生信息资源,建立统一的预约挂号平台,为居民提供网上(手机)预约挂号、候诊服务。二是居民健康信息查询服务,包括居民健康档案及诊疗记录查询、检验检查报告的查询打印。三是开展便捷的支付手段应用,如居民健康卡、支付宝、微信支付甚至医保/新农合费用的移动端分解及即时报销等。四是开展健康评估与专家咨询指导,有效引导居民合理就医。

查询专家介绍,科室专家介绍,远程进行预约挂号,并支付

医生下达医嘱,可通过网络支付药费、检查检验费

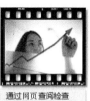
通过网页查阅检查检验报告

预约挂号　远程候诊　诊间支付　诊间导诊　结果查询　效果评价

候诊助手可以实时查阅排队人数,用户可自由安排时间

取药窗口、检验检查项目的所在位置、等候人数等

可对医生,就诊体验进行评价

图 6-7　互联网就医流程

6.1.7 网络医院、云医院

网络医院或云医院不同于传统医院服务模式,在线上虚拟医院,通过线上、线下的联动,既能实现门诊、住院、检查、体检的预约、导诊、候诊、移动缴费服务,分级诊疗和远程会诊,又能实现定制的健康管理、指导和咨询,还能进行网上购药与配送,甚至是医疗机构的用药配送。支持私人诊所及私人医院信息化建设和监管。

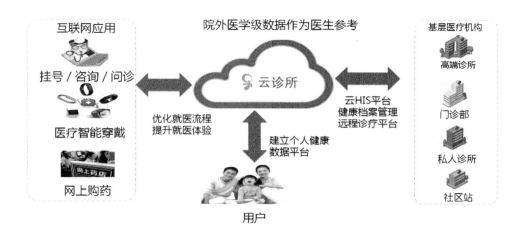

图 6-8　医疗数据来源

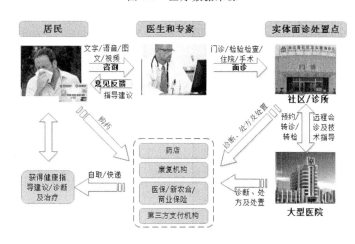

图 6-9　不同角色下的互联网＋

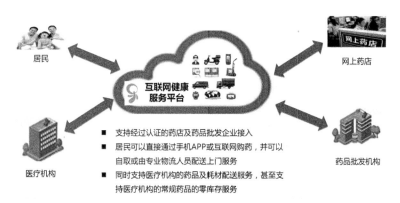

图 6-10　互联网购药流程

6.1.8　分级诊疗、远程医疗

通过建设分级诊疗系统、远程会诊系统、区域影像系统、区域临检系统、区域心电系统，打通基层、区级医院、市级医院及国家级医院的资源共享和业务协作通道。充分运用行政干预、医保倾斜、价格调节等手段，推动建立基层首诊、双向转诊、急慢分治、上下联动的分级诊疗模式落地。

基层首诊、双向转诊、急慢分治、上下联动

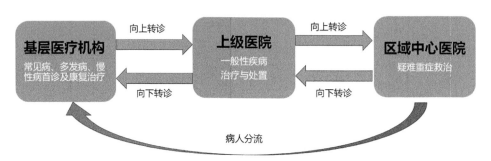

图 6-11　医疗机构联动

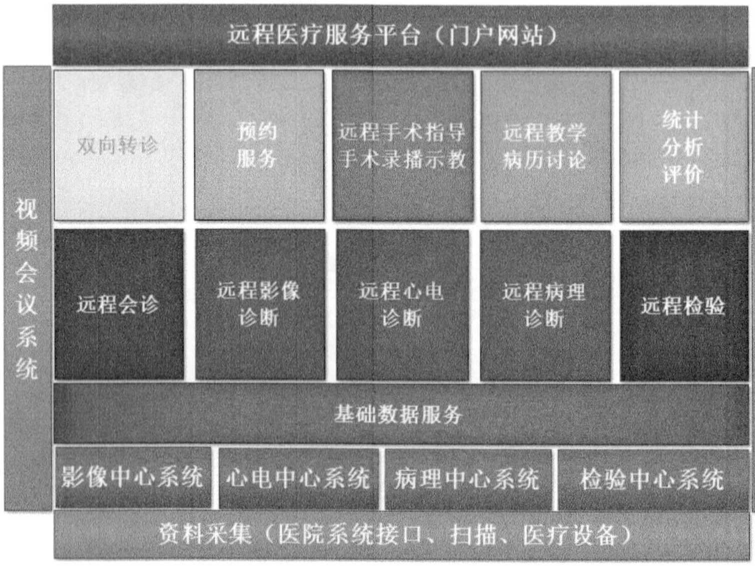

图 6-12　远程医疗服务平台

6.1.9　DRGs

基于 DRGs 推进医保支付改革,利用信息化手段实现医保/新农合移动端分解支付及结算。与医保部门合作,一方面开展基于 DRGs 的总额预付评估和医保支付体系改革,缓解看病贵的问题;另一方面利用信息化手段为居民提供基于移动端的医保实时分解及结算支付,不仅优化医保分解及结算流程,而且为居民提供便捷的医保结算手段。

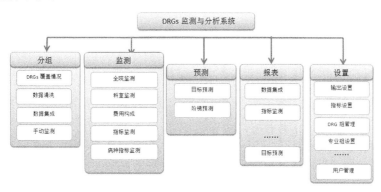

图 6-13　DRGs 监测与分析系统

6.1.10　大数据应用

以提高政府治理能力为目标,充分利用卫生信息基础资源,特别是电子健康档案和电子病历等核心资源库,通过大数据技术、数据综合分析及展示工具,实时、动态、多维度地汇总、分析、利用、钻取、展示健康信息数据,为监督、管理、决策、便民利民惠民服务,为卫生行政管理部门提供行业监管和辅助决策支持。包括医疗费用监管系统、卫生综合管理、医院服务与监管、医疗行为监管、基于 DRGs 监测分析、医保控费、绩效考核等。

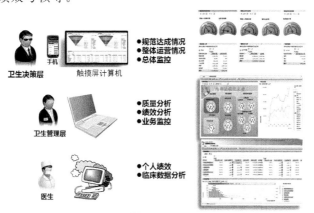

图 6-14　大数据医疗功能点

6.1.11 医保控费系统

针对不同的付费方式(按项目付费、总额付费、病种付费、人均付费)提供了事前预测、事中控制、事后分析的全流程解决方案,实时监控医保基金合理化使用情况。针对限制用药、频繁就医、超高费用、超量用药、过度用药、不合理入院、分解住院等提供了可定制的监控规则。

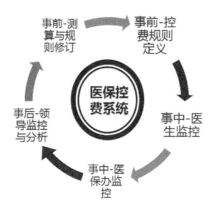

图 6-15 医保控费系统

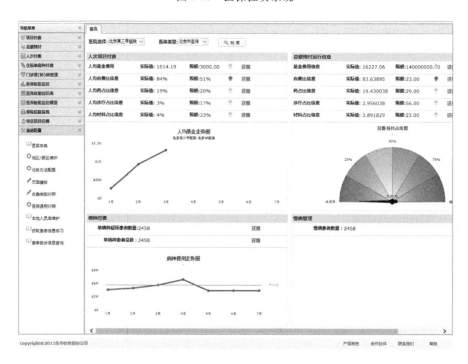

图 6-16 医保控费系统详情

6.1.12　居民健康卡管理系统

居民健康卡管理系统是对居民健康卡业务进行分级管理的应用系统,为注册管理中心提供全面的居民健康卡综合管理功能,涵盖居民健康卡相关机构管理、居民健康卡管理、居民健康卡 SAM 卡管理、接入点管理、统计分析、权限管理等方面。主要实现居民健康卡信息采集与注册管理等,包括卡的生命周期管理,即居民健康卡的申领、制作发行、应用、终止四个环节。

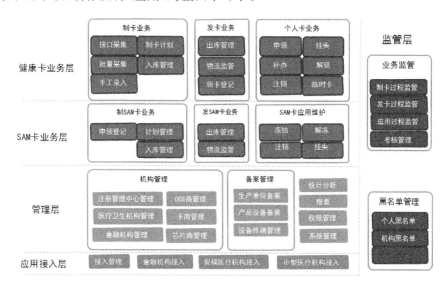

图 6-17　健康卡系统框架

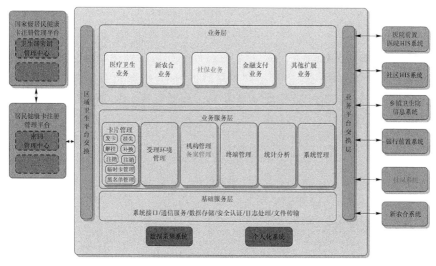

图 6-18　健康卡服务流程

6.1.13 公众服务门户

通过对信息、服务的汇集、展现,为居民提供全方位的健康服务。并根据居民使用特点和角色的不同,将各种服务和信息、知识等内容集成到一个个性化窗口中的功能强大的系统平台。居民健康服务门户主要提供卫生法律法规和政策咨询、就医服务咨询、预约挂号、检验检查报告查询打印、就诊记录和费用、健康指导和干预、突发公共卫生事件举报、医疗卫生服务投诉、预约挂号、居民健康档案查询、检验结果查询、健康宣教、信息公开、健康知识普及和咨询等全方位的卫生公益服务。

以患者为中心的医院诊疗服务系统和管理系统的智能化不仅包括院内诊断、治疗、检查结果获取、查询等方面的信息化程度提升,还包括网上远程挂号服务的推广、电子档案的应用、推广和共享等多方面传统医院在病例、挂号和监护等方面远程电子化、智能化服务。

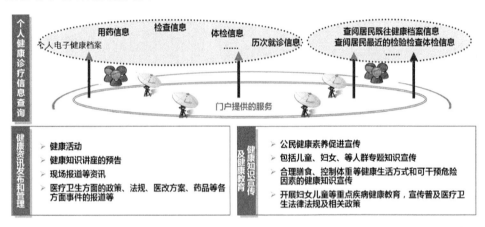

图 6-19　公众服务门户功能

1. 各类自助服务机服务

目前大部分省市医院都已配备化验单自助打印机、缴费自助机等 24 小时服务设备,部分信息化服务较好的医院如协和等还开通了通过病例和就诊 ID 直接网上查询诊疗信息的服务,虽然此类服务看似是智慧医疗推进的一小步,并没有很高的技术难度,但各类自助服务机的配置及运行体现了终端背后医疗体系整体的数据化程度发展,医院信息后台包括缴费、检验、诊断仪器仪表等都必须联网协作才能推出此类服务,极大方便了就诊患者,节约了排队等候时间和服务人力,是民众直接体验智慧医疗服务进展的实效点。

2. 医疗器械信息化升级

此方面智慧医疗工作虽然是未来发展方向之一,国内外医疗器械巨头也逐渐着手为自家的医疗器械做信息化升级,IBM 软件发布针对医疗信息化系列解决方案,传统医疗器械厂商逐渐重视数据处理,如西门子等。

但目前各医院所达到的程度还仅是检验结果院内信息化联网,治疗和病房监护等安全级别要求较高的医疗器械由于网络安全等因素,还未全面实施联网,计算机及网络的应用可以让医疗设备更为精确方便,然而,跟别的软件一样,它们在编程上也有可能存在着漏洞。当一位黑客恶意操纵如起搏器、胰岛素泵、X 射线检验装置等医疗设备时,他所能造成的损害比黑掉手机或者计算机要严重得多。从大形势上讲,当前正处于工业和信息化融合的开端阶段,国家大政策上支持包括医疗在内的各传统行业实现信息化升级,而医疗器械的智能化是智慧医疗发展到当前阶段后续纵深动力的关键,如果从一开始,与物联网(IoT)链接的联网医疗设备就具备强大的安全性,这类设备将有极其广阔的应用前景,这类设备主要包括可穿戴、暂时摄入甚至嵌入人体以供诊疗、用药和一般性医疗保健的设备,以帮助其为患者提供最有价值的服务,同时最大限度减少网络和设备所涉及的软件、固件及通信技术所带来的安全挑战。

联网医疗设备能够增强人体健康、提升医疗成效,进而提高人们的生活质量。据预测,这些技术在未来 10 年的时间里可节省数千亿美元的医疗保健成本,将医院设备成本减少 15%～30%。不过,联网医疗保健虽然具有巨大优势,但与之相伴的几大方面的问题也不容忽视:个人信息窃取、恶意篡改设备导致损害、广泛的干扰和偶发事故等。联网医疗保健使物联网更加个性化。当联网医疗设备与个人相连时,可交换的健康信息有助于显著提升医疗保健服务水平,但是,隐私和网络安全入侵同样是不争的事实。安全应当根植于整个医疗保健生态系统中,从设备、网络到数据中心。以下应视为未来医疗器械信息化升级的注意点:

- 从一开始而不是在后续使用过程中,就应当将安全功能植入设备与网络中;
- 行业和政府部门应考虑实施针对联网医疗设备的全面性安全标准或最佳方案,以应对潜在风险;
- 对于医疗设备的监管审批模式需要不断发展,以更好地激励创新,同时使医疗保健机构能够满足监管政策目标,有效保护公众利益;
- 必须为使用者提供反馈渠道,以确保患者及其家庭能够表达观点和诉求,这样做的目的在于让患者使用设备时可实现效率、可用性和安全性的平衡。

3. 网上远程挂号

随着智能手机的普及,有技术实力的大型三甲医院基本都已推出官方挂号网站或手机应用,部分机构还微信公众号上提供预约挂号等服务。此类服务从民众日常就医难点出发,极大推动了医疗信息化程度,是智慧医疗建设的重点成果之一。

另除医院官方网站外,第三方机构也有多家推出相应服务,与医院挂号系统对接解决挂号难的问题。如 114 电话挂号平台、挂号网(guahao.com)和好大夫(haodf.com)等,部分银行与各大医院合作推出的在银行网点即可完成挂号和缴费的银医服务等,都是国家卫生和计划生育委员会着力推广的全国就医指导及健康咨询平台。截至 2015 年 12 月,各类第三方医疗服务机构已经与全国 30 余个省份、1 900 多家重点医院的信息系统实现连接,拥有超过 1 亿的实名注册用户和 20 余万名重点医院的专家。仅从挂号网公布的数据即可看到此服务的高速发展态势,2011、2012、2013 年度,挂号网累计服务患者人次分别为 650 万、2 800 万、7 200 万,截至 2015 年 12 月已突破 2.7 亿。

4. 电子病例及电子健康档案

电子病历(EMR):电子病历系统是指医疗机构内部支持电子病历信息的采集、存储、访问和在线帮助,并围绕提高医疗质量、保障医疗安全、提高医疗效率而提供信息处理和智能化服务功能的计算机信息系统,既包括应用于门(急)诊、病房的临床信息系统,也包括检查检验、病理、影像、心电、超声等医技科室的信息系统。

电子健康档案(EHR):居民健康管理(疾病防治、健康保护、健康促进等)过程的规范、科学记录。是以居民个人健康为核心,贯穿整个生命过程,涵盖各种健康相关因素,实现多渠道信息动态收集,满足居民自我保健和健康管理、健康决策需要的信息资源。

根据卫生部文件描述的含义,电子病例(EMR)及电子健康档案(EHR)有明确说明,核心区别是前者 EMR 指病人在诊断和治疗过程中产生的数字医疗信息文档,是"以医疗为中心"的数字化健康档案。后者 EHR 指以医院的电子病历为主体,以信息共享为核心的数字化健康档案。EHR 将跨越不同的机构和系统,在不同的信息提供者和使用者之间实现医疗信息互换和共享,旨在提高病人的安全,提高医疗质量,改善健康护理,推进病人康复和降低医疗费用而做出贡献。

随着医疗卫生事业的发展,对医院信息化的要求越来越高,传统的医院信息系统已经不能满足医院需求,电子病历系统随之出现,并且成为医院信息系统的核心。综合来看,2015 年国内的应用情况,目前发展重点还集中在电子病历(EMR)的优化和推广。目前,全国各地区主要医院基本实现使用电子病例系统,但电子健康档案(EHR)目前还停留在自用阶段,因为没有明确的应用机构,未达到全民的共享、便利查询、统一维护和更新等理想状态。

经过长时间推广,电子病历相比纸张病例虽然存在诸多优势,有利于智慧医疗的大形势,但仍存在一些需要解决和完善的注意点:一是电子病历的法律认定不明确。纸张病历是有形的,电子病历是由计算机处理生成的,是无形的,但它能够以各种有形的形式出现,包括能够生成有形的纸质病历,技术上可通过电子签名等更进一步的信息化工具逐渐解决。二是电子病历的真实性难以确认。电子病历有易复制、修改、删除等特点,若电子病历中的电子签名没有得到确认和落实,它的原始记录性和真实性就难以确认。在医疗纠纷过程中,医方所提出的证据就是病历,患方经常是因为病历的真实性产生疑义。三是电子病历的安全性需加强保障。电子病历是患者就诊过程的完整记录,所有病人信息都存放在计算机系统中,涉及患者的隐私,是否有完善的系统安全措施,以及使用分级保密体制,来保证任何用户都不能越权查看和修改电子病历数据至关重要。四是电子病历的标准需进一步推进。电子病历的核心价值在于共享,这种共享不仅发生在医院内部的各部门、科室之间,而且更有价值的共享是发生在医院与医院之间、医院与医疗服务机构之间。而统一标准是实现电子病历信息共享的重要基础。电子病历可预见的最终发展目标是建立全国范围的超大规模电子病历系统,实现区域间医疗信息共享,并建立全国电子病历数据中心,建立国家电子病历基本架构与数据标准更好地服务于医疗工作。

6.2 智慧医疗健康监护业务

6.2.1 居家医疗健康监护诊疗产品

目前有多种小型可穿戴设备具备健康跟踪功能,但诊断、治疗类具备医疗功能定位的设备还处于少数。如智能手表、手环等设备多具有计步、心率监测功能,计步多使用加速传感器功能结合一定步法的算法判断步数,心率传感器多使用 PPG (光电式)传感器实现心率检测。部分设备宣传称提供睡眠检测功能,但多数睡眠监测算法比较简单,如位置不变、无行动或感光传感器光线弱等几个情况即判断为睡眠状态等,属于用户自身健康情况监测和参考,与医疗级睡眠质量监测还有区别。即此类产品大多定位为健康检测类产品给用户提供身体体征数据作为参考,可以说是智慧医疗的延伸型产品,未来随着技术和使用场景的发展会具有更多的医疗诊断、监护甚至治疗功能。代表厂商有 Fitbit、苹果、华为、三星、小米、步步高等移动终端设备厂商和九安医疗、宝莱特等电子医疗产品厂商。具体产品如表 6-1 所示。

还有部分产品应用于社区医疗场景,能够实现血压、血氧和血糖测量,产品采集数据直接远程传送到医院数据库或医生病例,对慢性病患者非常有帮助。但由于政策和条件所限,社区医院仅在部分发达省市具备大型诊疗设备,尚未全面普及。

表 6-1　已上市典型产品分析

智能手表类

厂商/产品型号	产品图片	处理器	操作系统	显示屏	主要传感器	连接参数	耗电性能	健康跟踪类功能	其他功能	备注
						产品描述				
美国苹果公司/Apple Watch		Apple S1	Watch OS	表盘尺寸:38 mm/42 mm;支持Force Touch触摸技术	心率传感器、加速传感器、陀螺仪、环境光传感器	WiFi;蓝牙4.0;NFC	内置750 mAh锂电池,理想续航18小时	心率、计步、卡路里监测	• 娱乐功能:音乐播放、远程拍照;通信功能:消息显示、免提通话;社交等各类APP应用 • 防水等级IPX7	2015年4月24日正式发售,分为运动、普通和定制三类
韩国三星电子/Gear S2		1.2 GHz Exynos 3472	Tizen	1.56英寸触屏	运动追踪传感器	蓝牙4.1	内置电池容量约为250 mAh	—	—	支持嵌入式卡、旋转式表盘信息交互模式
美国摩托罗拉/Moto 360		TI OMAP 3	Android Wear	1.56英寸、康宁Gorilla Glass 3-LCD屏幕	心率传感器、环境光线传感器、加速传感器	WiFi;蓝牙	内置320 mAh电池,支持无线充电	心率、计步监测	• 娱乐功能:游戏、Google各类APP • 通信功能支持各类提醒 • 防水等级IP67	为安卓系统中迄今影响力最大产品,一代未在国内发售,二代于2015年10月上市

续表

智能手表类

厂商/产品型号	产品图片	处理器	操作系统	显示屏	主要传感器	连接参数	耗电性能	健康跟踪类功能	其他功能	备注
韩国 LG 电子/LG Watch Urbane LTE		1.2 GHz 高通骁龙 TM400	LG WearablePlatform	1.3 英寸 P-OLED 圆形屏幕	气压计、9 轴运动传感器、光学心率监测传感器	WiFi；NFC；蓝牙 4.0；LTE	内置 700 mAh 电池	心率、计步监测、GPS 定位	• 娱乐功能 • 通信功能支持蜂窝网络接入通话 • 防水等级 IP67	2015 年 3 月 MWC2015 推出的全球首款 LTE 智能手表，即将在韩国本土上市
中国小米科技/智能手环			兼容系统为 Android 4.4 及以上版本，并支持蓝牙 4.0 的安卓智能手机		加速传感器	蓝牙 4.0	内置 41 mAh 锂聚合物电池纠错，续航时间 30 天	看运动量、监测睡眠质量、智能闹钟唤醒	• 防水防尘、防水等级 IP67	配合小米打造的智能产品生态环境，率先将手环市场拉入低价模式
中国华为/华为 Watch		四核 1.2 GHz，高通 APQ8026	Android Wear	1.4 英寸，AMOLED 显示屏	六轴运动感应器、气压计、陀螺仪、加速计、心率传感器	蓝牙	内置 300 mAh 锂聚合物安全电池	运动跟踪、睡眠监测、静态心率动态监测	• 娱乐功能 • 社交 APP 信息 • 通信功能来电提醒、收发短信/邮件 • 防水等级	即将首登美国开售

续表

智能手环类

厂商/产品型号	产品图片	兼容操作系统	显示屏	传感器	连接参数	耗电性能	健康跟踪类功能	其他功能	产品备注
						产品描述			
美国 Jawbone/ Jawbone UP24		Andriod、IOS	—	三轴加速计	蓝牙	内置 32 mAh 聚合物锂离子电池,14 天	健康监控、睡眠监测、智能闹铃、小憩跟踪、空闲提醒、锻炼跟踪功能、饮食跟踪记录	• 支持防水、防溅但不可浸入	
中国 iCareTech/C+医学手环		Android4.3、IOS7.0 及以上设备	—	3 轴加速感应器、体温传感器	蓝牙	吸附式充电、续航 30 天	血氧、心率、体温、热量、步数、运动距离等监测	• 计时、事件提醒	宣称为全球首款医学智能手环
日本索尼/Smart-Band2		—	Eink 电子墨水屏	加速度计、高度计、心率传感器	蓝牙	—	心率监测、活动追踪	• 支持显示、通知提醒 • 支持多国语音 • IP68 防水等级	即将上市

6.2.2　家庭健康监护业务

据最新的 2010 年中国人口普查数据统计,我国的老年人口数量已达到 1.78 亿,我国已步入老年型年龄结构的国家行列。据预测,中国人口老龄化高峰期将在 2030 年到来,2037 年超过 4 亿,2051 年达到最大值,之后一直维持在 3 亿～5 亿的规模。从权威分析资料可知,中国老龄化进程无论从增长速度和比重都超过了世界老龄化进程,全世界四个老人中就有一个是中国老年人,我国人口老龄化与先期进入人口老年型的国家相比,具有老龄化发展快、老年人口数量大、地区之间不平衡、超前于社会经济发展等特点。面对这些骤增的老龄人口,养老是一个摆在全社会面前亟待解决的问题。未来 10 年,空巢家庭将成为老人家庭的主要形式,所占比例将高达到 90%。老人选择在空巢中独居,也就意味着他们要独自面对日常生活,从而衍生出一系列社会问题,如生命不安全因素增加、生活不方便程度上升等。由于生理因素,老人上了一定年岁后,慢性病的危险增加,身体的各项机能下降,在日常生活中可能遇上种种意外,这使得老年人的健康监护、疾病预防及救援工作成为社会关注的焦点。

另据世界卫生组织(WHO)最近公布的一项预测性调查表明,全世界亚健康人口总的比例已占到 75%,真正健康的只有 5%。例如,广东省有约 74% 的人群处于亚健康状态,而深圳市的亚健康人口更高达 78%。亚健康状态通过自我调整可以康复转化到健康状态,但长期持续存在则可恶化成疾病状态。近年来,青壮年患癌症、高血压、冠心病、心肌梗死等疾病的人数日益增多,众多重大疾病正呈"年轻化"。尤其是心脑血管疾病突发引起的重病、猝死群体不再限于老年人。例如,我国每年有 200 万～250 万名新发中风患者,其中约 10% 为中青年,而且还有显著上升的趋势。近期的一份全民健康状况调查表明,大城市市民普遍缺乏锻炼,身体长期处于亚健康状态;长期饮食不规律,营养不均衡,这是导致亚健康状态的首要原因;生活压力大,情绪不稳定,是形成亚健康人群的又一重要原因。针对慢性病的健康监护与预防称为疾病防治的重要方面之一。

另一方面,从保险出发考虑,家庭健康管理似乎成为各特大型企业唯一出路。以美国为例,美国以雇主为主体为员工买医疗保险的体制正在受到不堪承受费用的压力和医改新思维的挑战。大公司需要在员工医疗保险和健康管理方面拿出新的解决方案。奥巴马政府将拨款 200 亿用于健康管理的 IT 技术应用和服务。华尔街日报 2009 年 4 月报道了英特尔和通用电气公司之间 2.5 亿美元的合作。这两家公司表示,这笔钱将在未来五年内用于研发以家庭为基础的卫生管理技术及解决方案。GE 医疗集团将利用其医疗保健部门销售渠道,经销一种名为英特尔健康指南的管理系统。这个想法,部分初衷是让医生可以通过远程监测病人的健康状况,让患者可以留在家里,减少昂贵的住院费用。

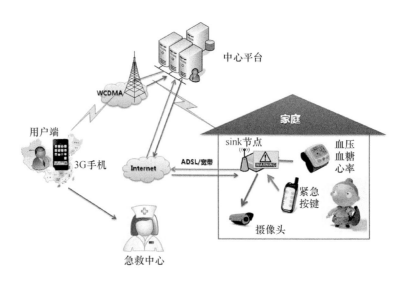

图 6-20　家庭远程健康监护示意图

　　家庭健康监护已成为未来慢性病患者、亚健康人群接收健康服务的重要场景之一。医疗传感器节点被用来测量各种人体生理指标,比如心电、心率、体温、血压、脉搏、血糖、血氧等,传感器还可以对某些医疗设备的状况或者治疗过程情况进行动态监测。所获得的数据信息通过无线通信的方式被传输到健康监护网关上。将这类家庭基站或病房基站设计为手持型的设备,网关可以将收到的传感器数据信息进行保存和处理并将数据显示在该设备的 LCD 液晶显示屏上,而且可以根据需要选择采用多种方式进行远程数据传输通信,比如通过和 PC 相连接的 USB 口,或通过 3G 接入远程以太网的方式接入远程网络,传送到远程端的信息将由远程端的监护中心或者医院管理中心的专业医疗人员进行统计与分析,并及时对病人进行信息反馈、提出忠告和建议等。

6.2.3　智能急救监护业务

　　随着城市突发事件应急急救体系对信息化提出了更高的要求。为了满足新形势下人们对更及时、更准确、更有效的急救服务的需求,应急医疗终端成为医疗急救流程中必需的组成部分,主要能力需求包括:

　　1. GPS 定位导航/GIS 信息上传要求,提高救护车定位、识别、跟踪、导航的准确性,实现动态调度和管理;

　　2. 对音视频监控数据无线传输能力要求,零距离实时监视患者状况和车内外抢救情况,提高了急救指挥调度中心和医院急诊部门对院前急救的掌控能力和远程支援能力;

　　3. 生命体征远程监护信息无线传输能力要求,实现对急救现场、转运和院内患者生命体征信息的全程实时不间断监护,最大限度地减少伤残率、降低死亡率。

针对突发应急环境下分散、随机、复杂的场景中患者精确定位,远程体征病情监测并在第一时间进行实施救治这一一直难以实现的中心问题,急救医疗机构及军队应急服务机构希望充分利用各种传感器和信息采集设备等各种新兴技术来实时监测伤员的血压、体温、心率、心电、体位等各种生命体征参数,并结合精确地理位置信息、高清图像视频信息,通过 2G、3G、WiFi、互联网、专网等多种接入方式,具有一定安全保障的传输网络,将地理位置信息、体征监测信息、视频图像信息的多元化信息流发送至急救监护调度中心。调度中心服务器在收集伤员体征监测、位置、图像信息的基础上,结合医疗专家知识库甚至医生的实时参与,对以上信息的融合、判断、制定医疗急救方案,相应做出远程急救干预等操作。如此以来,智能急救监护业务系统可应用于消防、灾害急救、社会医院等急救医疗机构,探讨社会医院、急救中心、家庭/个人三位一体的急救业务模式,为民造福。

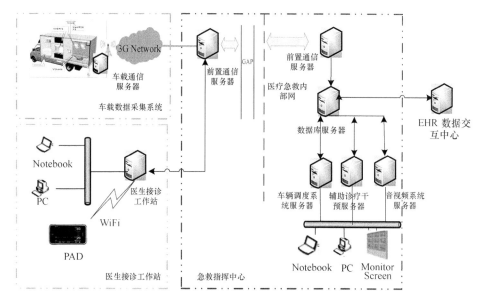

图 6-21　远程急救监护平台架构图

该平台由视频监控子系统、患者生命体征回传子系统、车辆指挥调度子系统、数据语音系统、知识库管理子系统组成,实现业务功能如下。

1. 健康档案调阅:医护人员赶到现场后,对患者进行简单的处理时,可通过手持终端调阅云数据中心基于患者唯一标识的健康档案,来了解以往就诊记录既往病史。

2. 生命体征传输:在从数据中心获取患者信息的同时,医护人员通过 PDA 或者车载计算机记录患者的伤情信息,利用多参数车载网关通过 2G 或 3G 网络将患者生命体征信息发送给医院。

3. 无线视频监控:利用先进的 3G 网络调度中心,接诊医院可以实时观察接诊现场周边情况及患者伤情,实现急救车、120 指挥中心、医院三方视频。

4. 数据语音:通过车载通信系统,实现出诊医生、接诊医院、调度中心多方通话。

5. 车辆指挥调度:调度中心通过车辆调度指挥系统,调度距离患者最近的救护车,实现最优路线推送功能。

6. 知识库管理:出诊医生通过手持或车载终端登录知识库管理系统,了解一些突发疾病处理注意事项等信息。

该业务的实现可使得接诊医生清楚地知道患者疾病史,从而简化救治流程,节约救治时间,医院在患者到达前了解患者的状况,并提前做好手术准备,使得急救车接病人到医院的过程与医院医生接诊准备的过程同步进行,从而提高了急救效率,缩短了急救时间;该平台的使用将信息化、数字化的医疗理念贯穿在整个急救过程中,充分利用紧缺的医疗资源,能够做到急救车辆的合理安排,接诊医院的有效保障,救治时间的大大缩短。

然而,由于目前各类终端缺乏接口标准化及产品规模化,数据互通性和性价比较差,该业务尚未形成大规模市场普及和用户使用。

6.2.4 社区健康公共卫生业务

基层医疗机构是整个医疗体系中最为薄弱的环节,一方面信息化需求强烈,另一方面基层医疗机构的系统与大型医院相比相对简单,比较容易进行标准化建设,新医改制度的推行对基层医疗机构有很多标准化的业务及管理要求,从客观上也提供了一个进行标准化的外部环境。从管理体制上看,按照新医改的设计,基层医疗机构都归属地方政府统一管理,从而为推行标准提供了很好的机制保障。

目前国内在社区信息化方面,在网络接入、HIS 建设基础上,以信息服务的形式为终端医疗机构、政府和个人提供规范化、安全可靠的医疗信息服务,彻底避免了信息系统重复构建、维护实施成本高、信息孤岛和资源难以整合的弊病。

社区及公共卫生服务机构的信息化呈现以下几个发展趋势。

1. 诊疗终端网络化

社区及公共卫生服务机构通过规范化信息接口来和云 HIS、公共卫生云等、政府社会保障相关信息系统、卫生局信息中心进行信息整合和交换,为区域内医疗活动绩效评估统计、居民健康信息查询、个性化健康管理服务、卫生管理决策、重大疾病预警等提供统一的服务平台。

2. 诊疗终端低成本化

以"农村卫生室专用设备"覆盖村卫生室,用"新三样"(血常规、尿常规、电生理)代替"老三样"(血压计、体温计、听诊器),为村卫生室提供基础疾病筛查手段和公共卫生服务辅助设备。

3. 基层信息化普及化

利用云计算、云终端等技术手段,以 HIS 覆盖乡镇卫生院,通过构建面向基本医院管理的云服务平台,为乡镇卫生院提供标准化的基层医院管理平台,避免了基层硬件 IT 设施的重复投入,解决了信息孤岛和繁重的系统维护问题,为基层医院提供统一的服务平台;以"公共卫生云"覆盖农村卫生室村一级医疗机构,在充分结合当地实际,按照卫生部颁布的公共卫生服务规范要求,构建以公共卫生服务为主、基础医疗为辅的标准化公共卫生云服务平台,填补村一级医疗机构在信息化建设方面的空白,为实现基础公共卫生服务、建立居民电子健康档案提供技术支撑平台。

4. 诊疗行为自助化

随着人们生活水平的提高,健康体检已成为人们了解自己的健康状况、早期发现疾病线索和健康隐患的一种途径。目前的健康体检一般都要到医院去进行,通过挂号、排队等待不仅耗时较长,而且会给医院带来较大的就检压力。为缓解该问题,有必要采取措施,分流医院就检人群。

近期一些大中城市示范区内社区服务站、社区服务中心也正在尝试建设自助健康小屋,如图 6-25 所示。

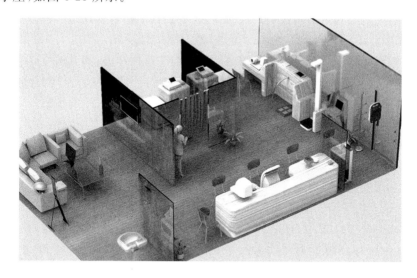

图 6-22　社区健康自助小屋

健康小屋又名自助式健康 E 站。在小屋内可以通过读取 RFID 市民卡、RFID 医保卡等确认身份信息,通过一系列的健康监测网络化终端,做包括身高、体重、人体成分、血压、肺功能检测等常规检测项目,有的还引入心理测试咨询、自助体检数据查询等项目,如同一位家庭医生在给社区居民做全面的体检与指导。这些信息将实时上传至市民的电子健康档案数据库中,产生新的自助体检记录和诊疗记录信息。

健康小屋实行居民自我健康管理模式,居民的体检数据可以实时录入居民健康档案内,供病人自己调阅和医生参考,为社区疾病筛查、高危人群干预等提供医学检查手段和临床分析指引,逐步使社区卫生服务从"发病后管理"向"发病前管理"转变,从"单纯服务"向"全程健康干预"转变。

在农村和边远山区范围内,体检车也是一种典型的医疗物联网应用。

移动体检车区别于一般体检车之处,在于它有一套网络化的、集成化的、科学的移动体检系统,能够将车体采集的检查结果与中心数据库数据同步共享,为医疗机构对该区域人群的健康状况及制定应对提供一手现场资料。如图 6-26 所示,移动体检车通过配备先进的数字化体检信息系统,将信息化体检与流动体检有效地结合在一起,体检登记、打印申请单、打印条形码、采血、DR 检查、B 超检查、内外科检查等一站式服务,并可实时将外检数据通过无线网络上传至医院数据库上,与后期血常规、生化等体检中心内部检查项目数据合并成一套完整的体检数据,快速形成体检报告。

移动医疗车具有知识普及、健康教育、两筛检查、慢病干预、急病抢救等五大功能。通过移动体检车,医务人员能深入到路途远的社区、农村,完成心电图、B超、X光透视、眼底拍照等多个体检项目,满足基层特别是中西部偏远地区群众的医疗需求。如果医疗车上装有通信装备,还能实现远程医疗会诊。

农村/移动体检车车内医疗设备通过网关与广域网相连,和无线电子健康业务平台及医疗机构实现数据交互,信息共享,医疗机构可以和农村/移动体检车进行视频电话导。车内医疗设备包括 B 超检查床、车载 X 光机、呼吸传感器、血压计、血氧计、脑电图仪、心电监测仪等。

系统通过网络传输移动车的体检结果(B 超、心电图、X 光透视、血液检查、问诊、疾病史等检查结果),实现现场无纸化体检。受检后系统会及时反馈详细的体检报告,为每位受检者单独建立永久性体检档案,由专家给予健康指导。系统将现场采集的检查结果与医院或者医疗相关机构进行数据对接,与患者的检查结果同步共享,减少重复检查,实现医疗资源的有效利用。系统还可对各个移动点的信息进行统计分析,为相关医疗机构的疾病统计以及健康普查结果提供数据依据。

现场医生使用 PDA 手持终端操作即可调用检查结果,指导后续检查治疗。会诊医生根据体检车内的实时视频及业务平台存储的用户电子健康档案信息(包括业务用户基本信息、既往病史、历史就诊记录等)进行远程健康检查和急救指导。

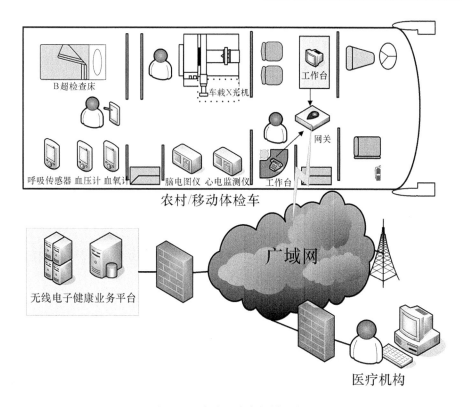

B超检查床　车载X光机　工作台　网关　呼吸传感器　血压计 血氧计　脑电图仪 心电监测仪　工作台　农村/移动体检车　广域网　无线电子健康业务平台　医疗机构

图 6-23　移动医疗车场景示意图

6.3　医　疗　器　械

医疗器械广泛用于疾病预防、诊断、治疗、保健和康复,是现代医学领域中的重要诊疗手段,其产业发展涉及材料、计算机、机械、信息、生物、医学等一系列前沿科技,是当前最具增长潜力的新兴产业,医疗器械产业的战略地位已在各个国家都备受重视。

如何保证医疗器械使用的安全、有效,是管理部门、生产厂家及医疗器械的使用者最关注的问题。医疗器械产品的安全、有效使用,依赖于安全、合理的产品设计和持续稳定的质量体系保证。这两方面都离不开医疗器械标准的支撑。医疗器械生产企业通过执行相关的医疗器械标准,符合相应的医疗器械标准来保证产品满足法规要求,保证产品安全、有效。

根据《医疗器械监督管理条例》对医疗器械的定义,对于那些与慢性病辅助管理相关的健康器械或者移动医疗领域可作为诊治功能的医疗器械,中国目前是统一看作常规医疗器械来进行分类管理,按照风险等级由低到高分为三类,并施以不同的监管力度。随着智慧医疗快速发展,各类医疗服务性软件方兴未艾,层出不穷,极大地促进了智慧医疗产业的发展,但同时由于医疗软件被定义为二级或以上风险等级,按规定上市之前的临床实验、注册认证时间非常长,极大地阻碍了我国智慧医疗软件的快速发展,互联网＋医疗遇到政策法规上的瓶颈。对于医疗软件的定级和监督管理办法,值得在政策上进行专门的研究探讨,保证既确保安全可靠,又兼顾灵活方便,鼓励融合创新。

在监管方面,根据《医疗器械监督管理条例》对医疗器械的定义,对于那些与慢性病辅助管理相关的健康器械或者智慧医疗领域可作为诊治功能的医疗器械,中国目前是统一看作常规医疗器械来进行分类管理,按照风险等级由低到高分为三类,并施以不同的监管力度。医疗不同于其他在线服务,它与用户的安全息息相关。针对智慧医疗这一新兴领域里使用出现的风险以及发生意外后的责任认定,中国监管部门目前尚未就此专项问题颁布过指导性意见或通知,只有在推进远程医疗时发布的指导性意见中规范了医务人员直接向患者提供远程医疗服务的,由其所在医疗机构按照相关法律、法规规定,承担相应责任。当前这种状况使得用户对移动端线上医疗的信任度不高,高度依赖于传统诊疗模式。此外,在互联网医疗保健信息服务管理及互联网药品信息服务管理的监管体制中,严格复杂的审核流程会影响智慧医疗产品的上市和推广,在一定程度上阻碍了产品的创新发展。推动智慧医疗健康发展需要完善监管内容,加强安全监管,并提升消费者的智慧医疗认识,是智慧医疗健康发展的一大挑战。

国务院办公厅日前印发《国家标准化体系建设发展规划(2016—2020 年)》(以下简称《规划》),部署推动实施标准化战略,加快完善标准化体系,全面提升我国标准化水平。《规划》明确了医疗器械是工业标准化重点。这是我国标准化领域第一个国家专项规划。《规划》要求开展生物医学工程、新型医用材料、高性能医疗仪器设备、医用机器人、家用健康监护诊疗器械、先进生命支持设备以及中医特色诊疗设备等领域的标准化工作。

除此之外,《规划》还要求制订修订卫生、中医药相关标准,包括卫生信息、医疗机构管理、医疗服务、中医特色优势诊疗服务和"治未病"预防保健服务、临床检验、血液、医院感染控制、护理、传染病、寄生虫病、地方病、病媒生物控制、职业卫生、环境卫生、放射卫生、营养、学校卫生、消毒、卫生应急管理、卫生检疫等领域的标准。制定重要相关产品标准,包括中药材种子种苗标准、中药材和中药饮片分级标准、道地药材认证标准,提高基本医疗卫生服务的公平性、可及性和质量水平。

医疗器械产业的快速发展离不开医疗器械标准化建设。当前众多国家和企业已经把实施标准战略作为参与国际化竞争、提升技术创新的重要手段。可以说,医疗器械标准化建设水平已成为衡量医疗器械产业现代化水平的一个重要标志。

6.4　云计算架构

智慧医疗健康宗旨是以满足医疗卫生人员及个人健康管理的贯穿一生的健康管理过程的相关医疗卫生活动,其中包括医疗卫生服务、社区卫生服务、个人健康服务、综合卫生监管服务和第三方医疗健康管理的需求。

基于物联网的智慧医疗技术体系架构在第一章已经介绍,在智慧医疗技术架构中的应用层平台包括两部分,偏上层的平台为应用平台,主要是各种类型的应用系统,如根据医疗健康监测业务场景分为急救类、慢性病类和院内诊前类业务应用平台。偏下层的平台为应用支撑平台,该平台主要以云计算架构为主,实现智慧医疗基础数据整合和运营相关的功能。但无论偏上层的应用系统平台,还是偏下层的应用支撑平台,均需采用云计算架构设计。

EHR 数据存储主要存放 EHR 相关的业务数据信息,主要是以 EHR 的未经过进一步加工的数据为主。其主要文件存储和数据库中的文档存储两种类型。业务文档存储按照一定的 EHR 信息类型进行分类,实际存储中采用数据库和 XML 文档混合存储的模式,它并不对 EHR 信息中的明细项进行结构化,即使同一类型的数据,其存储的文档格式也可能因为版本原因具体结构有所区别。EHR 数据的存储模型以一次健康事件为基本单位,在存储上不对健康事件进行合并和加工。在存储时系统抽取健康事件的类型、健康事件存储时间、发生时间、事件唯一号以及健康事件的版本信息作为基础索引。图 6-27 即为 EHR 业务数据存储模型示意。

采用云计算架构存储设计,分 IAAS/PAAS/SAAS 不同层次存储,IAAS 层使用云存储技术,建立统一存储资源池,以服务的形式提供存储资源,以实现对健康信息庞大数据量的存储。

建设统一的 PAAS 平台,以电子病历和生殖健康档案为基础,基于开放云和能力引擎等建立对外开放的数据 PAAS 平台,对外提供统一的接口。SAAS 层以并行计算为技术核心,提供各类应用系统提供数据交换标准以及接口,提供从数据导入整合处理、多维展现、应用 API 等完整的数据处理服务,可按需实现和众多数据源(应用系统)实现健康档案数据的动态交换。如图 6-28 云计算架构模型。

固定网络架构主要承载各医疗机构信息系统之间数据互联互通,以遵照卫生部《关于利用国家电子政务外网开展卫生系统视频会议等纵向业务信息系统建设工作的通知》(卫办综函[2011]422 号)中的要求"将国家电子政务外网作为国家、省、地市三级卫生行政部门的网络传输通道,先期部署卫生系统视频会议系统,并逐步部署卫生部所有纵向业务信息系统"。

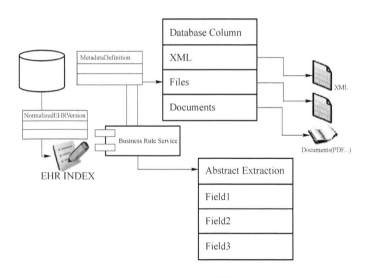

图 6-24　EHR 存储模型

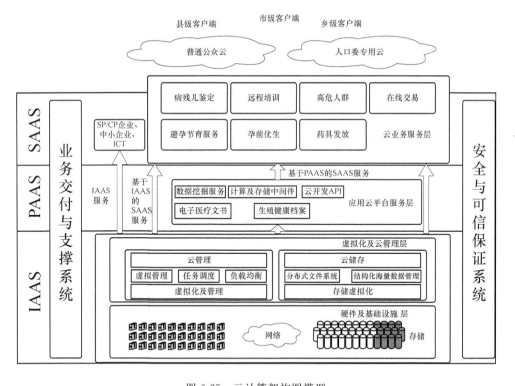

图 6-25　云计算架构图模型

纵向覆盖国家省市县的骨干网,横向覆盖各级政府、医改办、卫生行政机构、各级医院、基层医疗卫生机构、公共卫生服务机构、医保经办机构的接入网,省级网络联通省级卫生信息平台、省内各地市级数据中心和各省级单位;地市级网络联通地市级卫生信息平台和地市内各单位;县级网络联通县内各单位。通过三级网络的建设,逐步实现覆盖全省的卫生信息网。省级网络架构如图 6-29 所示。

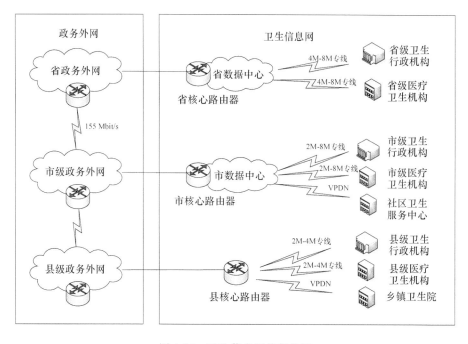

图 6-26　卫生信息网络架构图

省级卫生行政机构、省属医疗机构可通过专线汇聚到省卫生数据中心的核心路由器后接入省政务外网。市级卫生行政机构、市属医疗机构可通过专线汇聚到市卫生数据中心的核心路由器,社区卫生服务中心可通过 VPDN 方式接入市汇聚路由器,再接入市级政务外网。县级卫生行政机构、县级医疗机构可通过专线汇聚到县核心路由器,乡镇医院可通过 VPDN 线路接入县汇聚路由器,再接入县级政务外网。

基于移动通信网的智慧医疗网络体系架构与卫生信息网络架构截然不同,基于移动通信网络的智慧医疗架构主要为服务于持有移动健康服务终端的用户,我们一般称为 mHealth 平台,该平台架构如图 6-30 所示。

移动网络把病人侧的移动健康设备、医务人员侧的移动医疗设备以及各种应用服务器连接起来。与 mHealth 相关的网元如下。

(1) HLR(Home Location Register):通过 UICC 中的 IMSI(International Mobile Subscriber Identity)号码识别用户(包括病人、医务人员等)设备。基于签约者的 IMSI 和 HLR 中对应的接入 Profile,HLR 允许合法的用户设备接入移动网络。

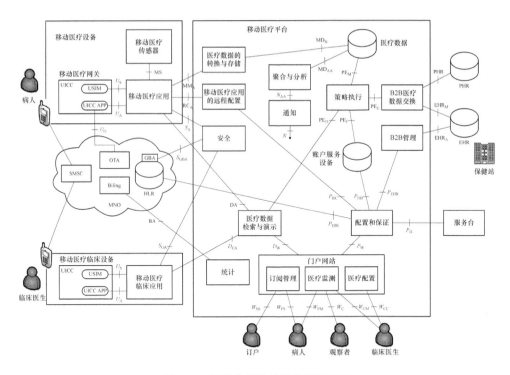

图 6-27　医疗信息移动通信网架构图

（2）签约管理：MNO 负责管理用户的签约信息。根据签约信息，用户可以使用购买的业务，同时不会受到未购买业务的干扰。对签约信息的管理涉及到客户关系管理系统、计费系统、业务开通系统以及 HLR。签约管理可以控制用户设备对网络的访问，如可以限制设备对数据业务的访问；也可以限制用户设备对具体接入点（APN，Access Point）的访问。

（3）计费（Billing）：计费功能用来对移动健康业务产生的收入进行跟踪和明细记录。MNO 拥有灵活的计费系统，可以根据时间、流量、预付费/后付费模型进行计费，同时也可在所有相关的合作者之间分享收益。关于确定如何计费的信息取自移动网络的结算（Accounting）网元或者移动健康支撑平台。具体情况与收费机制有关。MNO 的 Billing 系统可根据不同类型用户的需求管理多种形式的计费。比如，根据与公司或者企业签订的 Wholesale 协议，MNO 的 Billing 系统能够为大量的独立终端设备提供一份大客户账单。为了满足 mHealth 的需求，现有的 Billing 系统无须做大的升级和改造，只需要根据业务合同对 Billing 系统中的软件做相应的修改即可满足 mHealth 用户的不同计费需求。

（4）客户管理：MNO 通常会为大型企业客户提供专门的客户支持团队。mHealth 作为一类垂直业务也需要 MNO 为其提供专门的客户支持人员。

（5）网关移动位置中心（GMLC，Gateway Mobile Location Centre）。

(6) OTA(Over The Air)：OTA 是移动网络中一种提供远程终端设备配置、远程软件更新和远程 UICC 应用开通的方式。

(7) GBA(Generic Bootstrapping Architecture)：GBA 是移动网络中一种提供安全认证和用户数据加密的技术。

(8) 短信中心（SMSC）：MNO 的短信中心为用户之间（如病人和医务人员）mHealth 业务提供文本通信功能，同时也为移动健康支撑平台和移动健康设备之间提供二进制 M2M 通信功能。二进制 SMS 可以用来在业务开通、更新时配置移动健康终端设备或者移动健康应用，同时也可以被移动健康终端设备用来触发建立与移动健康支撑平台之间的连接。SMS 也可用来作为健康测量数据的传输载体，但是安全和加密的需求可能难以保证。

针对移动医疗健康终端，以智能手机的设计特点，将充分利用终端操作系统的可扩展性、处理芯片的处理能力以及完善的通信模块，通过统一的外部接口对接感知延伸设备，实现物联网业务需求。如图 6-31 所示是移动医疗健康终端的逻辑架构图。

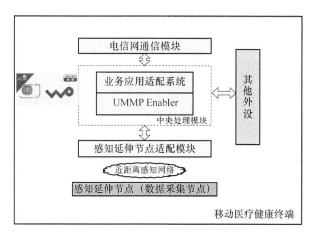

图 6-28　移动医疗健康终端的逻辑架构图

架构图中的中央处理模块作为整个移动医疗健康终端的核心部分，将通过终端中的应用处理器实现，通过在移动终端的操作系统上实现业务应用适配系统，以及满足支撑平台与终端接口协议的功能；电信网通信模块将充分利用移动终端现有通信模块；感知延伸节点适配模块将充分利用移动终端的数据接口模块，在二次开发的基础上实现与近距离医疗健康感知传感节点实现数据互通。

针对医疗健康类网关，通过标准接口与医疗健康各类感知节点进行互联，并通过协议适配转换将各种感知监测设备得到的数据通过 2G/3G 通信接口进行上报，通过移动通信网络到达应用层信息平台。平台如何借助医疗健康网关对各种感知监测设备进行设备远程管理、远程维护是保证医疗健康业务运营的一个重要问题。

医疗健康类网关主要实现功能包括终端注册、终端登录、终端登出、连接检测、信息上传、远程控制、远程唤醒、参数配置、信息查询、远程升级等终端管理技术,用以解决体域网各终端管理问题,并进行原型验证及推动协议标准化。

针对模卡一体化终端,主要出于便携性、小型化以及使用稳定性等问题考虑,需要使用嵌入式 SIM 卡,也就是 eUICC 卡。嵌入式 SIM 卡和普通 SIM 卡的最大区别在于 SIM 卡和通信模块集成在一起,用户不能随意插拔更换,如图 6-32 所示为模卡一体化医疗健康终端架构图。因此这就对业务运营中在发卡流程、号码开通流程等方面提出了新的问题与挑战。基于模卡一体化终端的远程管理技术,在远程号码管理、号码配置、号码回收等方面实现功能。

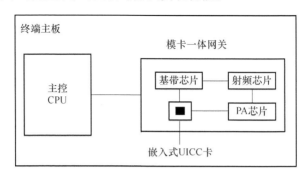

图 6-29　模卡一体化医疗健康终端

个人信息和上传的医疗数据,并提供组织、检索、加工、服务等功能。针对医疗健康业务,主要是将医疗终端(包括 SIM 卡)的注册信息与用户的电子健康档案信息进行捆绑,以及相关联信息的维护和统计。

6.5　医疗图像

传统的医学影像存档和通信系统包括医学影像的采集和数字化、图像的存储和管理、数字化医学图像的高速传输、图像的数字化处理和重现、图像信息与其他信息的集成五个方面。智慧医疗健康的关键手段之一即是,将医疗数据变为可供机器分析的电子化数据。在医疗图像中,其最大的难点在于将非结构化数据存储并对比分析。

目前医学成像的方式主要有如下几种。

1. 计算机断层扫描 Computed Tomography(CT)

计算机断层扫描,结合了多种不同的透视投影,能够产生被扫描目标详细的横截面图像。图像可以让医生获得非常精确的三维视图,展示身体的某些部位,如软组织、骨盆、血管、肺、脑、心脏、腹部和骨骼。也经常作为诊断许多癌症的首选方法,如肝脏、肺癌和胰腺癌。常用于评价肿瘤的存在、大小和位置、存在于骨盆、胸部和腹部的器官、结肠健康(CT Colongraphy)、血管条件/血流、肺栓塞、腹主动脉瘤、骨损伤、心脏组织、外伤性损伤、心血管疾病等。

2. 核磁共振成像 Magnetic Resonance Imaging（MRI）

核磁共振成像技术是一种利用无线电波和磁场来制造器官和组织器官的详细图像的医学成像技术。核磁共振成像通过显示正常和病变的软组织在体内的差异来提供诊断依据。此外还有功能性 MRI,也叫 fMRI。以脑成像为例,fMRI 与 MRI 的区别主要是,传统的 MRI 为结构性成像(Structural),扫描脑灰质、白质、脑脊液的形态结构等以判断是否有病变或损伤 fMRI(Functional)功能成像,是基于大脑进行某项活动时局部脑区血氧水平的变化,来观察进行某项任务时所谓"脑激活"情况,是 BOLD 信号成像。前者可认为时间分辨率为无穷大(不发生损伤或病理性改变及老化因素等影响,脑结构基本保持稳定),后者的时间分辨率为秒级。

核磁共振成像常被用来评估血管、异常组织、乳房、骨骼和关节、在骨盆、胸、腹部器官(心脏、肝脏、肾脏、脾脏)、腱和韧带撕裂及脊髓损伤等。

3. 正电子发射断层扫描 Positron Emission Tomography(PET)

正电子发射断层扫描是一种核成像技术,它为医生提供有关组织和器官功能的信息。PET,通常与 CT 成像相结合,使用扫描仪和少量的放射性药物直接注射到病人的静脉,协助形成详细的体内区域的图像。

4. 超声 Ultrasound

诊断性超声,也称为医学超声或超声,使用高频声波来创建身体内部的图像。超声波机将声波传送到身体,并能够将反射的声波转换成图像。使用超声可以评估胎儿发育状况、心脏和血管的异常、位于骨盆和腹部器官异常病变。

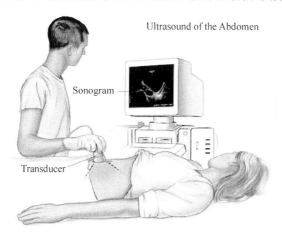

图 6-30

5. X 射线（X-RAY）

X 射线技术是最传统和最常用的医学成像形式。X 射线利用电离辐射产生一个人内部结构的图像。另外，放射治疗是一种 X 射线设备，它利用 X 射线、伽玛射线、电子束或质子治疗癌症。

X 射线图像通常用于评估骨折、腔、被吞食的物品、肺、血管等。

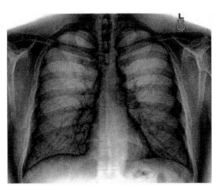

图 6-31　X-RAY 示意

6. 生物标记 Biomarkers

生物标志物是一种可追溯的物质，在体内，表示特定的疾病状态，器官功能或其他方面的健康。医生和研究人员使用生物标志物来帮助预测、诊断和治疗各种疾病和神经精神障碍。

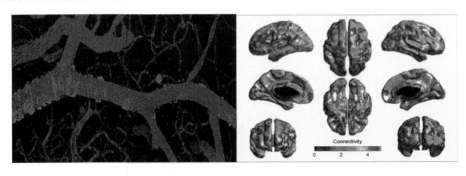

图 6-32　生物标记结合其他成像技术的效果示意

7. 可视化辅助诊断

基于多样的医学成像采集设备，医生可以获得被扫描者的病理资料。基于这些资料，医生可以进行相应的科学诊断。为了更好地辅助医生诊断，近年来主要发展了多种的计算机辅助检测和诊断技术，如虚拟成像或可视化技术、基于图像的病灶检测技术等。

第7章　智慧医疗健康未来发展展望

7.1　总体发展展望

当前智慧医疗健康的快速发展正在改变传统医疗行业原有的业务模式、商业模式,也在影响着医疗行业的未来走向。产业格局的变化、业界参与者之间的矛盾冲突、市场规模的此消彼长都被业界高度关注。

在政策方面,新一代信息技术与制造业深度融合,正在引发影响深远的产业变革,形成新的生产方式、产业形态、商业模式和经济增长点。根据国务院 2015 年 5 月印发的《中国制造 2025》文件,全球制造业格局面临重大调整。各国都在加大科技创新力度,推动三维(3D)打印、移动互联网、云计算、大数据、生物工程、新能源、新材料等领域取得新突破。基于信息物理系统的智能装备、智能工厂等智能制造正在引领制造方式变革;可穿戴智能产品、智能家电、智能汽车等智能终端产品不断拓展制造业新领域。我国制造业转型升级,智慧医疗健康产品的创新发展迎来重大机遇。

《全国医疗卫生服务体系规划纲要(2015—2020 年)》指出,要加强人口健康信息化建设,到 2020 年,实现全员人口信息、电子健康档案和电子病历三大数据库基本覆盖全国人口并信息动态更新。全面建成互联互通的国家、省、地市、县四级人口健康信息平台,实现公共卫生、计划生育、医疗服务、医疗保障、药品供应、综合管理等六大业务应用系统的互联互通和业务协同。积极推动远程医疗服务发展。普及应用居民健康卡,积极推进居民健康卡与社会保障卡、金融 IC 卡、市民服务卡等公共服务卡的应用集成,实现就医"一卡通"。依托国家电子政务网,构建与互联网安全隔离,联通各级平台和各级各类卫生计生机构高效、安全、稳定的信息网络。建立完善人口健康信息化标准规范体系。加强信息安全防护体系建设。实现各级医疗服务、医疗保障与公共卫生服务的信息共享与业务协同,转变服务方式,提高服务能力和服务效率。人口健康信息平台的推广普及为智慧医疗领域的互联互通提供了政策支撑,智慧医疗健康的快速发展迎来了机遇。

在国务院 2015 年 7 月印发的《国务院关于积极推进"互联网＋"行动的指导意见》中,"互联网＋"益民服务作为提出的重点行动之一,积极推广在线医疗卫生新模式。发展基于互联网的医疗卫生服务,支持第三方机构构建医学影像、健康档案、检验报告、电子病历等医疗信息共享服务平台,逐步建立跨医院的医疗数据共享交换标准体系。积极利用移动互联网提供在线预约诊疗、候诊提醒、划价缴费、诊疗报告查询、药品配送等便捷服务。鼓励互联网企业与医疗机构合作建立医疗网络信息平台,加强区域医疗卫生服务资源整合,充分利用互联网、大数据等手段,提高重大疾病和突发公共卫生事件防控能力。积极探索互联网延伸医嘱、电子处方等网络医疗健康服务应用。鼓励有资质的医学检验机构、医疗服务机构联合互联网企业,发展基因检测、疾病预防等健康服务模式。同时,"互联网＋"益民服务提倡促进智慧健康养老产业发展。支持智能健康产品创新和应用,推广全面量化健康生活新方式。鼓励健康服务机构利用云计算、大数据等技术搭建公共信息平台,提供长期跟踪、预测预警的个性化健康管理服务。

2015 年 9 月 10 日下午,国家卫生计生委召开《健康中国建设规划(2016—2020年)》编制工作部署会。李斌主任指出,健康中国建设规划作为"十三五"期间的一项国家级专项规划,不同于以往的卫生计生事业发展五年规划,其站位更高、领域更宽,要在重点规划好"十三五"卫生计生事业发展的基础上,从大健康、大卫生、大医学的高度出发,突出强调以人的健康为中心,实施"健康中国"战略并融入经济社会发展之中,通过综合性的政策举措,实现健康发展目标。

在市场方面,近年来,资本市场对智慧医疗领域的关注度较高,行业投、融资活动频繁,BAT 等互联网巨头纷纷展开智慧医疗领域的跨界布局。横向比较各类 O2O 应用的用户覆盖量,智慧医疗虽然用户覆盖量低于发展相对成熟的金融、餐饮、旅游等细分领域,但其过去半年内用户覆盖量增速在 O2O 各领域居首位,达208％。移动端渗透率已达较高水平,智慧医疗硬件支撑已相对完善,为智慧医疗服务普及和市场化提供了基础。目前,市场环境下智慧医疗健康存在的机遇主要如下。

- 人口老龄化:我国人口老龄化进程加剧,医疗需求持续释放。
- 医疗资源:线下医疗资源分布不均,智慧医疗有利于资源合理分配,为远程就医提供便捷。
- 国民收入与医疗消费:国民收入水平不断提升,医疗卫生消费也逐年上升,健康意识增强,医疗服务需求提升。
- 医疗成本:智慧医疗有效帮助用户降低就医的经济与时间成本,为医疗消费提供更多选择。

在技术方面,针对不同生理特征的传感技术迅速发展,各种可穿戴设备层出不穷,智能终端设备的性能迅速提升。在通信技术方面,4G 技术已经实际覆盖大部分地区,5G 技术已经跃跃欲试,物联网、车联网已经开始从实验室走向市场。在信息处理技术方面,大数据已经传遍各个领域,云计算开启了按需购买服务时代。这些技术的快速发展为智慧医疗提供了强有力的技术支撑。

1. 智能设备将获得关注与长足发展

未来,智能终端、可穿戴设备是推动移动医疗发展的几个重要要素,从国内外投资情况来看,目前以及将来都会成为移动医疗发展的关键决定因素和医疗改革成败的关键。第二类远程医疗能否取得突破和快速普及,智能设备的技术水平是绝对性决定因素。

随着老龄化人口和亚健康人群不断增加,人们健康意识不断提高,对于身体信号监测和慢性病管理的需求将升温。移动互联网技术的成熟、智能手机的普及和可穿戴设备或智能硬件的不断推出,身体信号监测和慢性病管理对于普通消费者变得越来越简单实用和可操作。目前,各厂商均在跑马圈地,未来将会出现龙头企业,制定身体信号监测/慢性病管理的标准和行业竞争规则。

2. 长期管理患者的平台继续受到投资者青睐

患者自我学习能力和久病成医的习惯刺激了专业论坛、健康资讯、特殊疾病交流社区和院外管理等移动医疗 APP 的市场发展。各厂商为培育用户的忠诚度和吸引新用户,也会积极开拓该市场。未来这 4 个领域也将出现龙头企业,用户黏性较强且具备权威性。

3. 健康数据应用将在大数据和云计算基础上为健康行为带来重大影响

未来健康档案管理和电子病历的发展,移动医疗企业必须拥有自身的云端数据中心才能确保企业的核心竞争力。患者隐私保护、医患沟通数据保护和医生资料保护等对于平台的信息安全保护能力要求较高,依托平台积累的数据进行大数据挖掘能实现更大的价值,因此,云数据中心的应用是移动医疗企业必须重点发展的。国外移动医疗厂商 AthenaHealth 的成功就是基于云端的大数据应用。

4. 医药电商将成为巨头争夺的大战场

BAT 布局医药领域,2014 年投资巨额资金占领医药市场,各连锁药店和网售牌照拥有者更是纷纷出大招。在市场的呼声下,国家食品药品监督管理总局于2014 年 5 月 28 日公布《互联网食品药品经营监督管理办法(征求意见稿)》,希望打开网络售药和处方药网售的种种限制,用市场行为降低药品价格。今后,随着医保异地结算和医保平台统一的步伐加快,处方的开放和医生自由执业的推进,拥有近万亿市场空间的药品领域必将有更多的巨头介入。

7.2 新型智慧医疗健康模式

智慧医疗的产业核心是提供端到端的医疗服务,涉及的产业链整个环节,包括政府部门、科研部门、数据中心建设运营机构、网络通道提供商、业务平台开发商、终端设备开发商以及专业服务提供商,在此产业链中可能也会涉及保险机构、第三方服务机构等。

如图 7-1 所示,展示了智慧医疗各角色机构之间的关系。

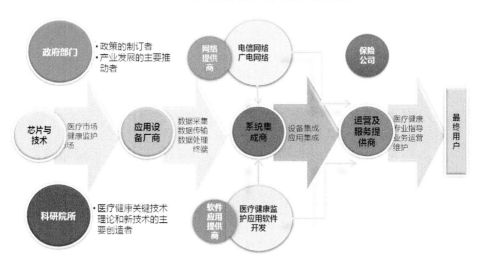

图 7-1 智慧医疗产业链示意图

政府部门:作为智慧医疗产业政策的制订者以及医疗信息化发展的主要推动者,通过出台激励机制、配套政策和法律保障与财政支持,引导智慧医疗发展方向,营造产业环境,为合作各方搭建开放高效的平台。

科研院所:智慧医疗各层的技术理论和适度前沿技术的主要创造者。

芯片及应用设备生产商:提供最底层的芯片生产及通信模块、医疗传感模块、无线通信终端设备等,以二维码、RFID、传感器为主,实现"物"的识别的器件提供者。

软件平台提供商:提供服务于智慧医疗服务提供商及最终用户的业务平台。

系统集成商:面向运营服务机构的整体解决方案提供者,在目前智慧医疗运营主体不明确时,成为目前产业链中的重要角色。

电信运营商:作为通信网络的提供者,实现数据的传输。在随着电信运营企业逐渐重视信息运营的驱动力下,正在尝试与服务提供商合作,开展联合运营服务。

运营及服务提供商:作为整个智慧医疗产业链的主要运营主体,是产业链的核心。然而目前在国内仍没有独立的服务提供企业存在,现今阶段主要仍由医院、独立医师、体检机构扮演着该角色。

智慧医疗发展至今面临的主要的挑战在于,医疗行业的信息量非常庞大,而且数据结构异常复杂,加之各医疗机构之间的体制藩篱,从采集、整合到分析的过程将面临重重困难,需要政府各级部门大力配合,提供保障性政策与措施。

健康管理(Health Management)是目前风靡全球的新兴健康产业,这种源于美国的健康服务模式,开辟了新形式的健康产业的新商业模式,但就商业模式来看,这种创新形式的健康服务在中国仍然存在再创新商业模式问题。

美国是健康管理的发源地,早在 20 世纪二三十年代健康管理就已出现,只是当时的市场环境尚未成熟,人们对于这种超前的健康服务模式还无法理解,直到 20 世纪 80 年代,第一家健康管理中心才在美国产生,并由此拉开理论与实践的序幕。在此后的 20 年间,健康管理相继流传到世界各地,首先是西方发达国家,普遍接受的是美国特色鲜明的美国健康管理商业模式,其后在中国,初期几乎全盘照搬美国的商业模式,但是,经过中国本土近 10 年的商业实践,美国模式越来越被证实不适应中国市场,初期照搬美国健康管理模式的健康管理公司几乎全部倒闭就是最好的证明。

近年来,中国模式健康管理越来越成为产业界呼唤的热点,民营医疗健康机构国康及爱康国宾就是两大经营模式的主要代表。在亚健康、治未病等观念渐入人心之时,一些民营的健康管理机构如雨后春笋般涌现。但作为完全置身于市场环境下的医疗健康管理机构,什么样的经营模式既能得到社会的认同,又能得到投资者的青睐呢?

1. 国康网模式:国康网采用轻资产模式,"轻资产"模式运用在健康医疗行业,如何能实现"以小博大"? 不过可以肯定的是,国康网业绩一年 400% 的增长和越走越快的上市之路,已经折射出健康医疗板块创新思维对资本的强大磁力。美国密执安大学健康管理研究中心主任第·艾鼎敦博士研究认为健康管理对于任何企业及个人都有这样一个秘密。90% 的个人和企业通过健康管理后,医疗费用降到原来的 10%。"治未病"是中国健康管理的最核心价值和核心追求。

国康网是将中高端人群最迫切需要的"私人医生"服务产业化、规模化。中国富裕人群越来越大,他们需要更好的健康服务。与美国 70% 的人享有健康管理服务相比,中国享有这项服务的人口比例尚不足 0.1%,市场潜力巨大。国康网客户将自己的健康服务外包给国康网,周期通常是 1~3 年。南方基金公司与国康网合作健康管理已经持续 3 年。健康管理第一步从个性化设计的体检入手,之后是针对生活习惯、饮食习惯、运动习惯的个体健康评估。除此以外,是团队健康讲座、24 小时咨询热线、就医协助、健康短信等。

国康网"轻资产"的模式。以"不建体检中心,不建诊所,不卖保健品,专司服务。"为宗旨,其设计的"作品"就是服务平台的建设和服务产品的研发,而健康管理价值链中预防与治疗的"生产"环节,则由专业医疗机构承担。截至2009年年底在全国已经建立40多个分支机构,年销售额在2008年达到8 000万元,同比2007年急升400%。400%,无疑是令风投心花怒放的数字。

2. 爱康国宾模式:与之相反,爱康国宾则以"重资产"模式开始以体检服务为基础的健康管理运营。爱康国宾先期引进全球最大的投资银行之一的美林证券(Merrill Lynch)及知名风险投资机构ePlanet、华登国际等的战略投资,向爱康国宾以股权换购的形式联手投资2 500万美元。

爱康国宾用联结了全国400多家医疗机构,爱康国宾分别在华北、华东、华南、西南多个省市设立了分支机构,而在北京、上海、广州、深圳、南京等城市设有体检与医疗中心也达10余家。爱康国宾健康管理体系立足于"预防为主"、"医未病",由此导致疾病发病率的下降以及患病程度的减轻,带来整体医疗开支的下降。

3. 美兆的商业模式:在中国医学科学院公共卫生学院院长黄建始看来,健康管理是指对个体或群体的健康进行全面监测、分析、评估,提供健康咨询和指导以及对健康危险因素进行干预的全过程。据《新营销》记者了解,美兆的健康管理分为三个阶段(检查、评估、促进)和八个步骤(检测、监测、分析、评估、预测、预警、对策、追踪),美兆可通过基于上百万个数据构建的"华人健康常模",获得生活、饮食、营养补充等健康建议,防病于未然。

美兆拥有自己独特的商业模式。截至2009年在上海、北京、台湾、香港及马来西亚,美兆开设了8家连锁机构,未来3～5年计划在内地开设30家网点。为了与其他健康体检机构做出市场区隔,美兆始终坚持走高端路线,致力于推动健康管理技术。

相比体检市场五花八门的市场推广手法,美兆的做法有些特立独行。据悉,美兆是全球唯一实行会员制的健康体检机构,采用了这种行销模式,注定了其门槛比较高。由于服务项目不同,美兆会员卡最低售价为3 000元,而白金卡的售价最高,为6万元。美兆的目标客户分为两类,一类是自然人,为其核心客户,以家庭为主,针对家庭状况和家族病史为客户做健康管理;一类是法人,主要针对企业的中高层管理人员。

据业内人士保守估计,中国健康体检市场的规模每年约为40亿元。面对庞大的市场,一些体检机构为了招揽客户,设置了各种各样的体检套餐,包括儿童、青少年、应酬族、福太族、压力族、绝经期女性、银发族、白领贵族、中老年、贵宾族等。为了销售体检服务,一些体检机构甚至采用了公关、打折、回扣、旅游等手段。

4. 电信运营商与医疗服务机构合作运营模式:美国的一家移动健康服务提供商Mobile Health Tech正式开始了旗下mPro Care的第一次商业试验。作为一个双向互动的移动医疗解决方案,它有助于增强病人与医生的配合度,从而改善治疗效果并降低慢性病患者的治疗成本。服务内容它不仅包括紧急短信警报,还帮助很多医院设立了 Wap 网站,并对医院的数据库进行细化分类,使得公众更容易进行信息定位。美国患有糖尿病的人口占到了国民总人口的 8%,并以每年两百万新增病例的速度增长着。医疗配合、合理的营养和适当的运动是控制糖尿病的关键。mPro Care 通过短信形式针对每个用户的具体情况发送治疗提醒、行为方式引导信息以及健康检查要求。患者在接到短信之后,回复自己的血糖指数即可更新自己的病例记录。所有的患者信息都将以病例日志的形式被记录在一个安全的门户网站中,只有患者本人和自己的主治医生才能随时登录获取相关数据。在 mPro Care 平台的初步规划中,它甚至可以提供品牌广告。例如,制药公司可以通过赞助 mPro Care 平台来宣传一种新药,或者在病人完成一个疗程需要重新开药单时给医生发送提醒。

日本的一家专门致力于移动健康应用的公司 Mobile Healthcare Inc(MHI)的旗舰产品——LifeWatcher 是一种以手机为载体的健康管理应用,它可以帮助人们控制跟现代人生活方式相关的慢性病,如糖尿病、肥胖症等。用户可以在移动装置上输入自己的血糖含量、卡路里摄入量、运动量以及其他一些变量,创建一个自己的个人健康档案。它还能传递重要的医疗信息,如果病情控制未达到目标的话,根据严重程度还会向用户发送不同程度的警告。通过该产品,病人不仅可以实现病情自控,而且还可以随时与医务工作者展开对话,确保自己的健康指标随时被查,甚至在病情危急时能及时接受医疗介入。

欧洲最大的运营商沃达丰针对不同用户需求提供了一系列移动健康产品和服务。例如,沃达丰西班牙公司专门推出了一款针对糖尿病人的服务。病人可以通过一个监测装置测量自己的血糖浓度,然后该装置会将读数显示在手机上。手机会自动将信息传递到数据库中,医生可以随时访问该数据库,并在必要时提醒自己的病人注意控制病情。在西班牙南部,有过敏症状的用户可以通过短信订阅每周更新的空气中的花粉含量报告,这种报告会根据用户所处的位置和容易引发过敏的花粉种类而量身定做。此外,沃达丰还推出了一个名为 TeleMedicine 的医疗项目,社区医生可以对慢性病人进行定期诊断,并将诊断信息通过移动装置传送给其他地区的专家,然后专家基于对信息的分析,马上将自己的诊断意见传送回去。在罗马尼亚,TeleMedicine 服务还被应用到紧急医疗救护当中,在偏远地区的救护人员都配备有移动通信设备,可以与全国范围内的紧急救护单位和当地的所有医院保持联系,并随时获得专家的协助,使得他们在紧急情况下应对更加及时有效。

以上电信运营商所开展的健康管理业务基本都以提供网络通道＋平台＋终端为基础,与服务提供商提供实体服务开展合作进行运营。

总结来看,健康管理其特点是以群体为主体的服务方向,从健康评估可以看出,其特点是对健康状况的横向对比,在人群中与平均水平的参照,同时也会评估注重个人的不同阶段健康变化,当然,健康评估在健康管理服务中只是其中一环,但不难看出这种理念的不同导致其商业模式差异很大,也就是说,该模式在国外,主要靠政府医疗保障系统的依托与支持。而在中国这样的系统尚无这样的支持,可以预测很长一段时间内也很难达到,也就是说医保系统不可能拿出资金投资到人群健康管理中去。这也正是美国模式在中国遭遇困境的主因。

在我国需要创新出符合我国国情的一种商业模式,独树一帜走个人为主体的健康管理模式,即从评估开始,以个体纵向对比为特色的个人健康促进商业模式。一方面需要与国家构建3521工程中健康档案统一数据中心相结合,利用居民健康卡为载体,实施有个性化的服务,另一方面就是网络数字化健康管理,利用电信运营商的网络优势及社会责任,独树一帜地走个人主体化发展道路,网络数字化平台也正是以这样的形式开展业务。

7.2.1　全生命周期的智慧医疗健康模式

随着经济发展和生活水平的提高,人们在享受现代文明成果的同时,处于亚健康状态的人也越来越多。而近年随着移动互联、物联网、大数据技术的发展与应用,医疗健康管理服务也迎来了物联网大数据时代。足不出户就能寻医问药、随时随地检测身体指标等,这些曾经仅存在于蓝图里的智慧医疗健康服务模式,如今正越来越多地走进普通百姓的日常生活中,全生命周期的个体化健康管理也逐渐成为现实。

2015年10月,人口与健康空军总医院平台中心启动了"智慧医疗健康服务平台",该中心提出智慧医疗新模式——全生命周期管理,瞬间得到了广大医疗领域专家的一致认同。平台主任王新宴认为,建立良好的全生命周期管理是智慧医疗发展的最直接有效的方法。

全生命周期管理,其主旨在于将一个人从孕育腹中到垂垂暮年的全部生命健康信息存储记录,为个体打造"生命信息保险箱",便于随时了解自己的健康状况,及时获得相应的健康管理服务。从孕妇阶段,即记录产前每次体检、孕妇饮食等,以此来分析婴儿的健康程度。在孕妇饮食健康问题上,北京四海华辰科技有限公司已拥有完善的孕妇专业服务,保障孕妇在孕期的营养摄入均衡,保障胎儿在母体中的健康。当新生儿出生后,开始建立该个体的健康档案,记录他的基本信息、体检信息、饮食状况等。按其不同生命时期,进行不同的信息采集。北京人杰同悦健康管理有限公司目前已推出完善的健康管理产品,旨在为个体定制个性化健康方案,对全生命周期进行分阶段信息采集,为全民健康管理的实现提供了支持。其中在高血压的管理方面最为突出,已形成一定的品牌效应。当个体患病时,全生命周期管理将针对个体的平时情况进行分析,结合病症以及就近就医的原则,给个体提供完整的解决方案。东华软件股份公司的健康乐产品,目前可以做到专业的在线医生评估病情,并给与完善的诊疗方案。全部的全生命周期管理模式,以联通公司的健康平台为服务支撑,保证数据的安全可靠。

另外,针对不同生命周期的管理阶段,需有不同的硬件企业支持,目前调研的企业有北京爱康泰科技有限责任公司、北京欧桥世纪科技有限公司、海思康利(北京)新技术有限公司、北京百生康生物科技有限公司、益体康(北京)科技有限公司、海纳医信(北京)软件科技有限责任公司、中科康馨电子技术(北京)有限公司、北京山海树科技有限公司、北京华录亿动科技发展有限公司、北京微心百源科技发展有限公司、北京悦优博迈科技有限公司、北京天地弘毅科技有限公司、九康信息科技(北京)有限公司、互爱互动(北京)科技有限公司、北京东成新维设计咨询有限公司、东软熙康健康科技有限公司、北京蝶和医疗科技有限公司、紫峰华年(北京)科技有限公司、尚奇浩康(北京)科技有限公司、缤刻普锐(北京)科技有限责任公司、加丁(北京)科技有限公司、北京睿仁医疗科技有限公司、北京康康盛世信息技术有限公司、北京瑞智和康科技有限公司、北京戈宇科技有限公司、安华亿能医疗影像科技(北京)有限公司、中科云健康科技(北京)有限公司。

7.2.2　互联网＋智慧医疗健康模式

随着移动医疗产业的兴起,专家们对"互联网＋医改"的期待越来越强烈。5月27日,在北京大学医学部召开的"互联网＋协奏医改"研讨会上,国家卫生计生委体改司副司长傅卫表示,在新医改进程,互联网能在三个方面助力新医改。

1. 互联网＋分级诊疗

大医院人满为患,小医院门可罗雀,分级诊疗制度是带动医疗卫生资源配置的产业链环节,目前国际上大多数国家都实行分级诊疗制度,我国也进行了一些探索,希望逐步形成基层首诊、双向转诊、上校联动的分级诊疗模式,由于多种原因,一直没有完全推开。

实现分级诊疗最重要的是患者信息共享,患者无论在哪个机构就诊,医务人员都能及时了解到患者的健康、诊疗、用药情况,全程跟踪病人的健康信息,为患者提供连续的整合服务。在这个环节,互联网恰好能发挥巨大的作用,它能实现医疗数据共享、互联互通。

虽然各医院都有信息系统,但大多是为医院工作服务的,为患者服务的较少,如果未来打破信息孤岛,实现患者信息的共享,互联网一定能为我国建立分级诊疗制度起到关键作用。

2. 互联网＋服务管理

今年,推进公立医院改革是我国新医改的重要工作内容。其中,建立现代医院管理制度、加强医院管理是公立医院改革的重点工作。

信息技术已经在医院运行管理中发挥了重要的作用,成为保障医院有效高效运行的技术支撑。傅卫透露,未来将推进医院精细化管理、优化就医诊疗流程,为患者提供安全有效的医疗服务,同时也为患者带来更好的就医感受。在这一点上,互联网技术将起到重要作用。

另外,还将加强医院绩效信息的收集、分析和应用,强化对公立医院的监管和评价,运用互联网技术对医疗服务行为、财务会计和医疗费用等大数据进行及时获取、分析比较,提升医疗监管的能力,增强医院监管和评价效果,通过大数据分析能更精准地制定政策、决策,公立医院能更有效地实现办院目标。

3. 互联网＋健康管理

目前我国慢性病人口多,数字显示,我国高血压、糖尿病患者分别达到了2.7亿和9 200万人。管理庞大的慢性病人群,开展精准规范的慢性病治疗,提高与患者的沟通互动、效果、质量,推动患者和患者的家庭进行自我健康管理,互联网在这些方面都有非常广阔的探索空间。事实上,目前一些移动医疗公司,已经在医疗信息推送、健康管理方面进行了很好的尝试,也取得了效果。

另一方面,疾病变化、诊疗环境变化、医学技术快速发展,医护人员面对这些挑战有时无所适从,互联网提供了一个新的学习途径,医生通过远程医疗、远程课程学习了解新的医学信息和研究成果。当然,未来互联网技术还能发挥更多的作用,提供更多的技术手段。

专家表示,随着移动医疗的兴起,互联网能为新医改提供更多的创新性服务,虽然迄今为止都在探索过程中,但"互联网＋"未来一定能为医改提供切实可行的办法。

创新不仅是指技术创新,还包括体制机制创新、管理创新、模式创新,在医疗领域互联网＋医疗的技术创新必然催生出医疗体制机制的变化,只有两者和谐推进,互联网医疗产业才能蓬勃发展。据记者了解,我国2009年出台了《互联网医疗保健信息服务管理办法》是行业的具体办法,6年过去,互联网技术发展趋势迅猛,这个办法不能适应新的形势,健康报社准备进行行业调研,结合业内的实践经验,集中探讨互联网＋时代背景下借助互联网思维推进医改的模式的经验和教训,深入分析互联网＋时代医疗健康服务信息的外延,实现政府的监督权、公众的健康权、医疗行业的发展权三者的统一,推动实现开放、平等、对话、协商的新的治理理念。

7.2.3　围绕大数据构建智慧医疗健康的可穿戴设备

穿戴式设备或能让真实世界与数字生活实现无缝对接。这些小玩意的数量与日俱增,五年之内,可能会有约5亿台设备被穿戴在人身上甚至嵌入人体内。目前,我们耳熟能详的设备大都是健康追踪设备和智能手表等,这些设备会监测我们的健康状况并为在线服务提供入口。但有些设备号称能做更多事情,比如头盔能在佩戴者心神意乱时进行提醒；而腕带则能通过震动帮助人们戒烟。有些电子设备公司更是承诺，可以用穿戴式设备递送药物；治疗一些症状或进行医疗护理等。在癫痫病人发病初期发出警告的设备、帮助预防心脏病的设备以及帮助盲人导航的设备也蜂拥而至。

现在，包括汽车到烤面包机等在内的设备都已联网，对于带宽的需求让整个互联网系统不堪重负。仅仅去年，就有大约 5 亿台新设备开始通过手机无线通信，与 5 年前相比，移动网络的拥堵程度增加了 25 倍。不仅如此，穿戴式设备的出现还导致新的安全问题——从极度私人数据的滥用到追踪人的活动来恶意攻击他们网络行动的涌现等。

今年 1 月，有 17.6 万人蜂拥至在拉斯维加斯举办的国际消费电子展（CES），其中几款新奇的穿戴式设备吸引了观众的眼球，比如，一款名为"Pacifi-i"的安抚奶嘴能监测婴儿的体温并将数据传输到父母的手机上。另外一款放松神器 Melomind 智能耳机能监测大脑的电波活动，并发送到手机上，然后根据佩戴者的心情选择最合适的音乐来帮助佩戴者放松。Melomind 公司将在年末于美国和欧洲上市该耳机，定价 299 美元，可兼容 Android、IOS 和 WindowsPhone 等系统。就目前来说，可穿戴设备主要以对用户进行检测为主，但在数据分析无法到位的情况下，像 Melomind 公司这样，通过音乐对用户施加影响的方式，也是一种不错的选择。

尽管穿戴式设备目前已成为很多人眼中的"香饽饽"，但很多人还是对其前景持怀疑态度。普西尼里说："很多人仅仅将穿戴式设备看成玩具。"但有诸多迹象表明，未来它们将发挥更大作用，尤其是在医疗领域。例如，穿戴式设备在监测人体的生理机能方面的表现也日益突出，比如给大脑提供刺激，甚至可以注射药物。但对于用户来说，这些应用也伴随着潜在的危险。

穿戴式设备革命面临的另一个关键"拦路虎"是公众对于数据安全和隐私泄露的担忧。穿戴式设备会收集大量的用户私人数据，而在一个"数据为王"的数字和信息时代，这引发了公众的广泛担忧。调查表明，用户担心这些设备会侵犯他们的隐私，并将一些重要的数据泄露给商业机构。2014 年，皮尤研究中心对 1 600 名专家进行了一个关于互联网未来的采访，很多人表达了同样的忧虑。这项报告指出："这是个数据无所不在的世界，人们担心自己的隐私被泄露，也担心自己对生活的掌控力越来越弱。"这些担忧并非空穴来风，有很多事件也佐证了用户的想法并加深了这种忧虑。比如当 Fitbit 公司活动跟踪器的用户允许人们可以公开获得他们的活动日志时，也无意中将其性生活大白于天下。2011 年，Fitbit 公司认识到了这一点，很快采取行动解决了这个问题。

而另外一个事件则与目前炙手可热的谷歌眼镜有关，两年前，谷歌眼镜的"呱呱坠地"触发了人们的担忧，人们担心用户会在旁人不知觉的情况下为其照相。网络安全中心的研究人员将这看成是天赐良机，他们打算开发一些能强化隐私保护的计算机代码。为此,他们开发了一个有趣的 FaceBlock 应用软件,这个程序会将那些要求不被谷歌眼镜拍到的人的脸部遮挡住。不过,要想这个程序起作用,谷歌眼镜用户必须安装这一应用程序。乔希说,如此看来,这样的系统可靠地提供隐私保护的唯一方式是制造商们将其整合入硬件,他说:"我认为谷歌会将这种属性内置进每副谷歌眼镜内,如此一来,它将自动遵守这些命令和要求。"除此之外,人们也担心自己的隐私泄露。尽管密码正变得越来越普遍,而且也越来越先进,但有时候,有些低端的穿戴式设备并没有使用密码。2014 年,加州信息管理公司赛门铁克称,目前在市场上广受追捧的监测器等很多健康监测设备很容易被追踪到位置。而且,其中一些监测器的密码也很容易被破译,这使它们更容易被攻击。而且,即便一台健康监测器已经被加密,但让其联网的智能手机或无线上网设备也可能成为一个弱点,因为这些智能手机或上网设备容易被恶意软件攻击。佛罗里达国际大学的安全研究员波格丹·卡比纳尔表示:"如果你没有对数据进行加密,那么,你绝对不安全。"卡比纳尔目前正与包括 IBM 的前雇员在内的研究员合作,研究两个广受欢迎的低端穿戴式健康设备——Fitbit Ultra 计步器和 Garmin Forerunner 腕表的安全漏洞。他们发现,通过冒充这两款设备授信的网络服务器,就能愚弄这两款设备,比如让其上载错误的数据,甚至包括一些毫无意义的数字,比如一天走了几百万步等。

研究人员也发现,他们可以将数据添加在这些追踪器上,这会降低数据的精确度,而且,如果健康数据同保险费关联的话,这很可能会成为一个问题。Fitbit 公司对《自然》杂志表示,该公司已经意识到了这个问题,在后面推出的产品会解决这个问题。卡比纳尔认为,对于制造商来说,提高安全性会增加金钱成本、研发时间;会让设备的体型变大从而增加能耗。不过,研究人员正努力让成本最小化。卡比纳尔在和同事研究了如何攻击设备之后,他们开始想办法为这些设备的安全"保驾护航"。为此,他们研发了 SensCrypt,这款加密协议专门用于低能耗的健康追踪器,能减少通信成本。即使设备被偷并被篡改,它也能使用"对称密钥加密"方法来对付远程攻击并提供某些安全保护。研究人员目前还无法将其用在 Fitbit 或 Garmin 设备上,因为这两款设备使用闭源代码,但他们已在开源的代理服务器上对这套系统进行了测试。比利时鲁汶大学的密码学家布拉特·普瑞尼尔说,尽管加密程度很高,但设备仍然很容易受到攻击。普瑞尼尔专门研究旁道攻击,在这些攻击中,黑客通过探测能耗波动来渗入移动设备,并使用这些能耗波动来获得密钥以及其他安全信息。普瑞尼尔说:"这些攻击可以在 10～20 米的范围内进行,20 年前,银行卡就受到过这种攻击,但预防这种攻击的方式一直没有在穿戴式设备尤其是植入医疗设备上使用。"

多家公司目前正尝试通过配置生物识别设备,比如指纹识别设备和虹膜扫描设备来提高移动设备和穿戴式设备的安全标准。但即便这些生物识别设备也并不安全,研究人员和黑客已经通过实验证明,高清照相机能从远距离捕获人的虹膜,并使用手机上的照相机来盗窃指纹。但普瑞尼尔表示,如果研究人员能够研制出一些不那么容易被发现的加密方式的话,这些生物识别设备对加密大有裨益。比如,目前市面上已经出现了一些穿戴式设备,授权用户基于自己的心跳模式来做密码。普瑞尼尔估计,从长远来看,用户可以使用身体的内部信号,比如 DNA 或内部生物群落做穿戴式设备的密码,如此一来,设备只有在密码信息同主人非常接近时才能被解锁。利用这些安全改进手段以及通信网络的升级措施,未来佩戴者在迷路时,穿戴式设备也能在拥挤的商场内很好地工作。比如,汤姆会很容易获得城市的地图,而且也会放心地知道,他的私人数据已被安全地加密。如此一来,汤姆甚至有充足的时间喝一杯咖啡,给设备充电,然后,再悠哉悠哉地到达车站。这并非某些对穿戴式设备非常狂热的人构想出的技术"乌托邦",而是技术给我们带来的可期的未来图景。

参 考 文 献

[1] 裘加林,田华,郑杰,等.智慧医疗[M].2 版.北京:清华大学出版社,2015.2.

[2] 武琼,陈敏.智慧医疗的体系架构及产业链典型应用技术[J].中国数字医学,2013(8):98-100.

[3] 国家卫生和计划生育委员会编.2015 中国卫生和计划生育统计年鉴[M].北京:中国协和医科大学出版社,2015.09.

[4] McCahill P W, Noste E E, Rossman A J, Callaway D W. Integration of energy analytics and smart energy microgrid into mobile medicine operations for the 2012 Democratic National Convention[J]. Prehosp Disaster Med, 2014,29(6):600-607.

[5] 2014 中国医药物资协会发展状况蓝皮书.

[6] 王晶,朱慧颖."互联网＋医疗"重构医疗五大产业链的分析[J].互联网天地,2015,08:1-5.

[7] 郑西川,孙宇,于广军,等.基于物联网的智慧医疗信息化 10 大产业链典型应用技术研究[J].医学信息学杂志,2013,01:10-34.

[8] 梁晨,董鹏,王高洁.RFID 技术在图书馆管理中的应用及常见问题[J].中国现代医生,2015,24:142-144.

[9] 武琼,陈敏.智慧医疗的体系架构及产业链典型应用技术[J].中国数字医学,2013,08:98-100.

[10] 邢丹,姚俊明.面向医疗行业物联网:概念、架构及产业链典型应用技术研究[J].物联网技术,2014,11:49-55.

[11] 毛光烈."智慧医疗"神经系统亟待开发[J].信息化建设,2014,02:15-17.

[12] 卜令瑞,李娜,曹慧.云计算技术在临床医护中的应用[J].中国医疗设备,2014,09:59-61.

[13] 朱蓉,赵利平,龚迅炜,等.面向"智慧医疗"关键信息技术及其应用研究[J].电脑知识与技术,2012,8(5):1137-1138.

[14] 王云景,方勇军.医学信息化过程中的几种数据采集方法[J].全国第二次航海医学信息学术会议暨海军第九次医学信息工作研讨会论文集,2010:17-22.

[15] 王诗涵.电子病历研究背景[J].基于 C/S 模式的电子病历信息分布式采集技术研究,2010:3-5.

[16] 李海燕.信息交换标准研究进展[J].中医临床信息标准体系框架与体系表的构建研究,2012:4-10.

[17] 刘璐璐.医疗信息标准化管理与应用[J].深圳中西医结合杂志,2007,17(6):386-389.

[18] 娄梦倩.数据融合技术研究[J].面向医疗的数据融合产业链典型应用技术研究,2014:6-21.

[19] 陈语中.无线传感器网络在医疗领域的应用[J].系统开发与应用,2008,3(5):42-45.

[20] 肖振国,田心.医学图像无损压缩与有损压缩技术的进展[J].外国医学生物医学工程分册,2002,25(2):55-57.

[21] 石晓敬.数据挖掘及其在医学信息中的应用[J].医学信息学杂志,2013,34(5):2-5.

[22] 段雪莲,张侃怀,臧国华,等.医院信息挖掘及其在医院管理中的应用[J].西南军医,2011,13(6):1168-1169.

[23] http://news.rfidworld.com.cn/2015_12/6d9c03df364fc3aa.html.

[24] 赵洁,付立鑫."互联网＋"时代下的智慧医疗调研分析——以河南省郑州市为例[J].创新科技,2015(8):64-66.

[25] http://mt.sohu.com/20150408/n410947825.shtml.

[26] http://smartwear.zol.com.cn/542/5428434.html.

[27] http://www.yljg.roboo.com/web/news/196938/103320080155.htm.

[28] http://mt.sohu.com/20150408/n410947825.shtml.

[29] http://www.kapphk.com/appnews/ios_792.html.

[30] http://www.chinairn.com/news/20131226/152036402.html.

[31] http://www.neusoft.com/cn/solutions/0451/3002102853.html.

[32] 2014 中国医药物资协会发展状况蓝皮书[M].

[33] 王晶,朱慧颖."互联网＋医疗"重构医疗五大产业链的分析[J].互联网天地,2015,08:1-5.

[34] 郑西川,孙宇,于广军,杨佳泓,王炯.基于物联网的智慧医疗信息化 10 大产业链典型应用技术研究[J].医学信息学杂志,2013,01:10-34.

[35] 梁晨,董鹏,王高洁.RFID 技术在图书馆管理中的应用及常见问题[J].中

国现代医生,2015,24:142-144.

[36] 武琼,陈敏.智慧医疗的体系架构及产业链典型应用技术[J].中国数字医学,2013,08:98-100.

[37] 邢丹,姚俊明.面向医疗行业物联网:概念、架构及产业链典型应用技术研究[J].物联网技术,2014,11:49-55.

[38] 毛光烈."智慧医疗"神经系统亟待开发[J].信息化建设,2014,02:15-17.

[39] 卜令瑞,李娜,曹慧.云计算技术在临床医护中的应用[J].中国医疗设备,2014,09:59-61.

[40] 朱蓉,赵利平,龚迅炜,李永刚.面向"智慧医疗"关键信息技术及其应用研究[J].电脑知识与技术,2012,8(5):1137-1138.

[41] 王云景,方勇军.医学信息化过程中的几种数据采集方法[J].全国第二次航海医学信息学术会议暨海军第九次医学信息工作研讨会论文集,2010:17-22.

[42] 王诗涵.基于C/S模式的电子病历信息分布式采集技术研究[J].电子病历研究背景,2010:3-5.

[43] 李海燕.中医临床信息标准体系框架与体系表的构建研究[J].信息交换标准研究进展,2012:4-10.

[44] 刘璐璐.医疗信息标准化管理与应用[J].深圳中西医结合杂志,2007,17(6):386-389.

[45] 娄梦倩.面向医疗的数据融合产业链典型应用技术研究[J].数据融合技术研究,2014:6-21.

[46] 陈语中.无线传感器网络在医疗领域的应用[J].系统开发与应用,2008,3(5):42-45.

[47] 肖振国,田心.医学图像无损压缩与有损压缩技术的进展[J].外国医学生物医学工程分册,2002,25(2):55-57.

[48] 石晓敬.数据挖掘及其在医学信息中的应用[J].医学信息学杂志,2013,34(5):2-5.

[49] 段雪莲,张侃怀,臧国华,康伯峰,程远.医院信息挖掘及其在医院管理中的应用[J].西南军医,2011,13(6):1168-1169.

[50] http://news.rfidworld.com.cn/2015_12/6d9c03df364fc3aa.html.

[51] 赵洁,付立鑫."互联网+"时代下的智慧医疗调研分析——以河南省郑州市为例[J].创新科技,2015(8):64-66.

[52] http://mt.sohu.com/20150408/n410947825.shtml.

[53] http://smartwear.zol.com.cn/542/5428434.html.

[54] http://www.yljg.roboo.com/web/news/196938/103320080155.htm.

［55］ http://mt. sohu. com/20150408/n410947825. shtml.

［56］ http://www. kapphk. com/appnews/ios_792. html.

［57］ http://www. chinairn. com/news/20131226/152036402. html.

［58］ http://www. neusoft. com/cn/solutions/0451/3002102853. html.